AF190517

Homöopathie und ...

Eine Schriftenreihe, ein Glasperlenspiel

Zwölfte Ausgabe: „Die Frau ohne Schatten"

Von Dieter Albin Elendt

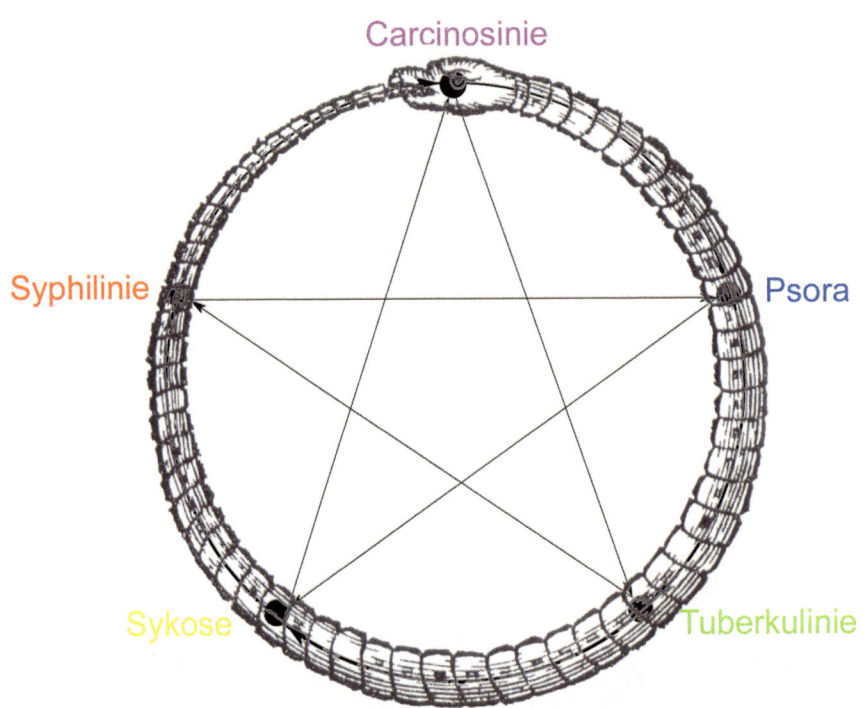

Homöopathie und ...

Eine Schriftenreihe, ein Glasperlenspiel

Herausgeber: Dieter Albin Elendt

_____

Zwölfte Ausgabe: „Die Frau ohne Schatten"

Von Dieter Albin Elendt

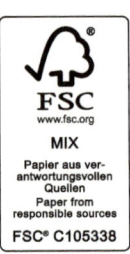

Bibliografische Informationen der Deutschen Nationalbibliothek:
Die Deutsche Nationalbibliothek verzeichnet diese Publikation in der
deutschen Nationalbibliografie; detaillierte Informationen sind im
Internet über <http://dnb.dbb.de> abrufbar.

© 2022: Dieter Albin Elendt, weitere Copyright-Angaben im Anhang
unter "Abbildungen". Die dort gemachten Copyright-Angaben bleiben erhalten.
Herstellung und Verlag: BoD - Books on Demand, Norderstedt
ISBN: 978-3-7568-2756-5

Inhaltsverzeichnis

„Die Frau ohne Schatten" als romantisches Märchen

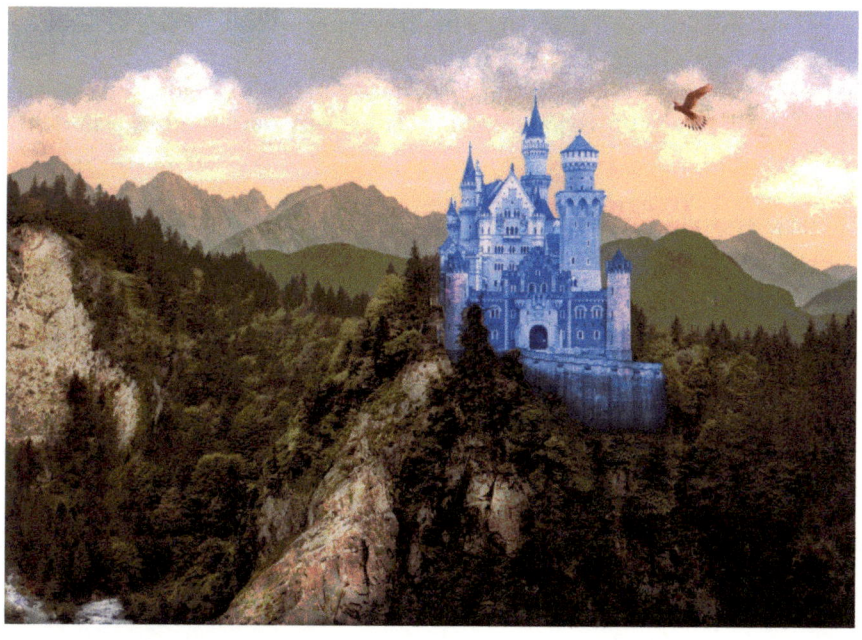

1919 wurde die Oper „Die Frau ohne Schatten" uraufgeführt. Das Libretto stammt von Hugo VON HOFMANNSTHAL, die Musik von Richard STRAUß. Zeitgleich erschien die Erzählung „Die Frau ohne Schatten", ebenfalls von Hugo VON HOFMANNSTHAL, auf die ich mich hier vor allem beziehe und die ich als Märchen bezeichnen möchte. 1919 ist die literarische Epoche, die wir gern als die Romantik bezeichnen, sicher vorbei, der Geist jener Zeit ist aber damit nicht tot. So konnte STRAUß das Gemeinschaftswerk als „romantische Oper" bezeichnen und auch in dem Märchen ist der romantische Geist deutlich zu sehen.

Er zeigt sich auch darin, dass HOFMANNSTHAL um 1924 darüber nachdachte, eine „blaue Bibliothek" herauszugeben. Darin sollten unter anderem aufgenommen werden: Ludwig TIECK, Adalbert CHAMISSO, Joachim VON ARNIM, E.T.A. HOFFMANN, Edgar Allan Poe, Clemens BRENTANO, Justinus KERNER, NOVALIS, GOETHE („Das Märchen"). Da befindet sich VON HOFMANNSTHAL mit seinem Buch „Die Frau ohne Schatten durchaus in guter romantischer Gesellschaft[1].

Interessanterweise weist die Farbe Blau zurück auf das romantische Symbol der Blauen Blume, aber auch zum Märchen „Die Frau ohne Schatten", wo wir bereits in der zweiten Zeile etwas vom blauen Palast erfahren, der Wohnstätte von Kaiser und Kaiserin / Fee. Und gleich auf der ersten Seite erscheint auch ein blauer Bote aus dem Geisterreich.

Eine wesentliche Gemütsbewegung der Romantik ist die „unstillbare Sehnsucht", von der oft nicht einmal gesagt werden kann, wohin sie sich richtet. Aber eine Eigenschaft hat dieses Dort, was immer es auch sei: Es ist das Andere, es ist eine andere Welt (die Welt hinter den Mondbergen, hinter dem Regenbogen[2]). Auch diese Sehnsucht wird sich in HOFMANNSTHALs Märchen zeigen.

Wir können versuchen, die Sehnsucht nach dem Anderswo zu fassen. Im Außen ist es natürlich die Reiselust, das Träumen von fernen Ländern, das Erleben des Fantastischen, das es in den nördlichen Breiten so nicht gibt (vgl. die Furcht Mephistopheles' vor der im Süden stattfindenden klassischen Walpurgisnacht). Es ist aber nicht nur das, sondern es gibt auch eine innere Sehnsucht. Wir sprechen ja von der Zeit um die Jahrhundertwende und das ist auch die Zeit, in der das Unbewusste entdeckt wurde bzw. mehr Aufmerksamkeit als bisher bekam, angefangen bei GOETHE, aber mit einer ersten Kulmination bei CARUS und HARTMANN (mit dem philosophischen Hintergrund von SCHOPENHAUER) und schließlich FREUD (hier sehen wir teilweise NIETZSCHE im Hintergrund). Und natürlich ging jene Kette weiter – zu JUNG und vielen anderen. Auch VON HOFMANNSTHAL hatte seinen Platz in dieser Kette: Er gestaltete als Literat das, was er als die Präexistenz und die Existenz bezeichnete und was durchaus etwas zu tun hat mit dem Bewussten und dem Unbewussten, aber auch mit jener

---

[1] Dass GOETHE das Romantische als das Kranke und das Klassische als das Gesunde bezeichnete, schließt nicht aus, dass er in Teilen selbst der Romantik zugeordnet werden kann. Das „Märchen" gehört sicher hierzu.
Den Titel bezog die geplante Buchreihe wahrscheinlich aus zweierlei Quellen: Zum einen die 1790-1800 von Friedrich Justin BERTUCH herausgegebene Buchreihe „Blaue Bibliothek aller Nationen" und aus den französischen Märchenheften „bibliothèque bleu". (Angaben über die von HOFMANNSTHAL geplante Reihe nach MIEHE)
[2] Ja, auch in Dorothy lebt die Romantik fort (BAUM).

unstillbaren Sehnsucht (in beide Richtungen). Von diesen zwei Welten wird in der Folge noch mehrfach die Rede sein.

Der Bewegung zwischen den Welten, die als außen gedacht werden, entspricht natürlich eine innere Bewegung, eine Wandlung, Verwandlung. Auch das ist ein großes Thema des Märchens.

Aber es wird Zeit für eine kurze inhaltliche Einführung, die im Verlaufe des Textes ergänzt werden soll:

Es geht um zwei Paare. Das eine wird von dem Kaiser der Südöstlichen Inseln und der Kaiserin gebildet, die vom Kaiser in Gestalt einer weißen Gazelle gejagt und gestellt wurde. Bei der Kaiserin handelt es sich um eine Fee, die damit kein vollständiger Mensch ist (was mehr oder weniger bzw. mehr <u>und</u> weniger als ein Mensch sein kann). Äußerlich fehlt ihr der Schatten. Dem entspricht innerlich, dass sie keine Kinder empfangen kann.

Dem Kaiser fehlt auch einiges. Was das ist, wird im Verlaufe dieses Textes deutlich werden.

Kann die Kaiserin binnen eines Jahres und drei Tagen keinen Schatten erlangen, so kommt es zum Verhängnis: Der Kaiser wird zu Stein. Die Amme der Fee soll ihr einen Schatten verschaffen.

Beim zweiten Paar gibt es auch Probleme: Der Färber Barak möchte Kinder, aber seine Frau lehnt diesen Wunsch ab. Die Amme wählt diese Frau dafür aus, dass sie der Kaiserin ihren Schatten überlässt im Tausch für eine magische Prozedur, nach der sie keine Kinder mehr bekommen kann. So viel zum Ausgangspunkt der Geschichte.

Die Zeit:

Wohl könnte man, wenn von einem Kaiser die Rede ist, auf vergangene Zeiten schließen, dem ist aber natürlich nicht so, denn es handelt sich ganz eindeutig um die mythische, ewig gültige Zeit des Märchens, die wir nur vergessen können, nicht aber außer Kraft setzen. Genauso gut könnten wir von der Zeitlosigkeit des Märchens reden. Wir werden noch sehen, dass die Zeit in diesem Märchen etwas anders verläuft als die von uns vorgestellte Zeit. Zeit ist hier nichts, was man an der Uhr abliest, sondern an der Sonne (nachts ist der Kaiser bei der Kaiserin, tagsüber auf der Jagd) und am Mond (zwölf Monde sind vergangen, ohne dass die Kaiserin einen Schatten wirft) und schließlich gibt es noch jene drei Tage, die der Kaiser noch leben (im

Leben sich bewegen) kann. Und völlig zeitlos scheint uns dann die "Zeit" in der Höhle der Ungeborenen zu sein.

Der Ort und seine Bewohner: Die zwei Welten

Zwei Welten gibt es also in Hugo VON HOFMANNSTHALs Erzählung (seinem Märchen): die Welt der Menschen und die Welt der Geister. Das ist uns nichts Neues. In den letzten Ausgaben dieser Schriftenreihe ging es auch um zwei Welten: Die "weltliche" Welt, die von König Arthus angeführt wird und die geistige Welt des Grals. Parzival macht sich auf, um in die Welt Arthus' einzutreten und landet schließlich in der Welt des Grals als deren König. Oder man kann auch sagen, dass er zur Vereinigung dieser beiden Welten beiträgt.
Oder es geht in der "Unendlichen Geschichte" um Phantásien und unsere Welt. Auch hier kann man von Annäherung bis Vereinigung sprechen.
Oder wir schrieben von der Welt der Undinen und Leviathane gegenüber der Welt der Menschen[3]. Bis hin zur Welt der Götter und der Welt der Menschen in den Ausgaben über die Ilias und die Odyssee.
Eines wird an dieser Stelle deutlich: dass es sich bei diesen verschiedenen Welten nicht nur, wie in der Überschrift angekündigt, um verschiedene Orte handelt, sondern eben auch um verschiedene Zeiten. Unsere Welt (bzw. unsere Lebenszeit in ihr) ist endlich, während die andere Seite wenn schon nicht unendlich, so doch mindestens von erheblich längerer Dauer ist.
Auch bei HOFMANNSTHAL gibt es Repräsentanten dieser beiden Welten: den Kaiser der südöstlichen Inseln[4] auf der einen Seite und den

---

[3] Erwähnt werden muss natürlich an dieser Stelle, dass es in einer etwas anderen Sichtweise drei Welten gibt. Die Welt der Menschen liegt dabei gewissermaßen in der Mitte, darunter ist die Unterwelt und darüber die Welt der Götter, symbolisiert durch Schlange und Vogel (bzw. für unsere Welt ein Säugetier von großer Stärke – Tiger, Löwe – Puma). Und natürlich kann die Zahl der Welten auch nach oben ausgeweitet werden, wie nach unten; man kann auch sagen, es gebe nur eine Welt – oder gar keine (Solipsismus). Aber bei alledem sollte man sich auch fragen, was die merkwürdige Formulierung "es gibt ..." eigentlich bedeutet.
[4] Wir erfahren wohl, dass der Herrschaftsbereich des Kaisers im Südosten liegt und aus Inseln besteht. Das wirft aber weitere Fragen auf: Inseln in welchem Meer? Von wo aus liegen sie südwestlich? Von den menschlichen Ansiedlungen? Vom Reich Keikobads? Meine Assoziation zu den südöstlichen Inseln ist Wärme und Sonne und Aloha, während ich im blauen Palast eher einen Ort der Kühle und Einsamkeit vermute.

Geisterkönig Keikobad auf der anderen Seite. Keikobad ist das einzige Wesen jener Welt, das einen Namen hat bzw. dessen Namen wir erfahren. Das bedeutet, dass er irgendwie auch Kontakt zu unserer Welt haben muss, denn von einem Wesen der anderen Welt, das die Grenze nicht überschreiten kann, kennten wir den Namen nicht, ja, wir wüssten nicht einmal, dass es dieses Wesen gibt.

Der Kaiser ist wohl der Repräsentant unserer Welt, aber er ist von dieser auch relativ geschieden, da er zwar in unserer Welt lebt, sein blauer Palast aber doch weit von den normalen Menschen der Städte und Dörfer entfernt ist. Wahrscheinlich macht diese Abgeschiedenheit die Verbindung mit der Fee – der Frau ohne Schatten – überhaupt erst möglich. Der Kaiser hat keinen Namen (bzw. erfahren wir diesen nicht). Er ist also ein Wesen, das noch nicht vollständig zur Existenz gelangt ist (um schon einmal in der noch zu erläuternden HOFMANNSTHALschen Nomenklatur zu sprechen).

Andererseits ist diese Abgeschiedenheit vom Rest der Welt aber auch notwendig, denn er ist nun einmal der Kaiser der südöstlichen Inseln (und nicht der Kaiser des Festlandes). Inseln sind bei aller Sonne, die dort scheinen mag, immer auch Orte der Abgeschiedenheit.

Jeder Mensch ist eine Insel, die sich nach der Vereinigung mit dem Festland sehnt.

Arthur KOESTLER

Und als Kaiser muss man wohl von den anderen Menschen geschieden sein, denn sonst wäre man kein Kaiser mehr. Andererseits muss aber Kontakt da sein, denn ohne diesen Kontakt könnte man seine Aufgaben als Kaiser nicht erfüllen und dadurch kein Kaiser sein. Wir werden sehen, dass dieser Kaiser das Gleichgewicht zwischen Abgeschiedenheit und Kontakt nicht gefunden hat. Homöopathisch denken wir dabei an das Geschwisterpaar von Mitteln: Natrium muriaticum und Phosphorus – so gegensätzlich diese Geschwister auch sein mögen, es sind Geschwister.

Die eigentliche Grenze – die zwischen den beiden Welten – wird durch die Mondberge gebildet. Es handelt sich aber nicht um eine unüberwindliche Grenze, so wie auch die Grenze zum Gralsbezirk durchlässig ist.

Wir wissen über diese Grenze, dass Tiere sie mühelos überqueren können. Vielleicht spüren sie das nicht einmal. Wie es mit den Menschen ist und mit den Geistwesen, ob sie zur Überwindung der Grenze irgendwelche Voraussetzungen benötigen, wissen wir nicht. Es scheint aber so zu sein, dass zumindest der Vorsatz, die Grenze zu überqueren, nötig ist.

Das Geisterreich spielt nicht nur bei HOFMANNSTHAL eine Rolle, sondern auch im „Faust". Faust weiß, dass es einen Weg über die Grenze gibt:

> *Die Geisterwelt ist nicht verschlossen;*
> *Dein Sinn ist zu, dein Herz ist tot!*
> *Auf, bade, Schüler, unverdrossen*
> *Die ird'sche Brust im Morgenrot!*

„Faust",443 ff

Das Morgenrot ist hier das Symbol für die Geisterwelt bzw. den Weg dorthin. Aber dieser Weg hat irgendwie auch etwas mit dem Mond zu tun:

> *Ach, könnt' ich doch auf Berges-Höh'n*
> *In deinem lieben Lichte gehn,*
> *Um Bergeshöhle mit Geistern schweben,*
> *Auf Wiesen in deinem Dämmer weben,*
> *Von allem Wissensqualm entladen,*
> *In deinem Tau gesund mich baden.*

"Faust", 392 ff

Was mich hier lange gestört hat, ist der Konjunktiv. "Ja, dann mach doch endlich!" möchte ich Faust zurufen, „was fehlt dir denn noch?" Was fehlt, ist natürlich das Loslassen des Wissensqualms, denn wir sehen Faust gleich wieder mit einem Buch in der Hand, so sprunghaft, wie er am Anfang ist.

Der Mond kann offenbar einen Weg darstellen, die Grenze zu überwinden. Der Mond, der irgendwie ein Gegensatz zur Sonne ist, aber eben auch nicht völlige Dunkelheit. Wahrscheinlich ist es kein Zufall, dass bei VON HOFMANNSTHAL die Grenze zum Geisterland eben durch die Mondberge gebildet wird.

Nun, von Faust wissen wir, dass er diesen Weg nicht wählt, sondern einen anderen, den gefährlichsten, den der Magie.

> *Es möchte kein Hund so länger leben,*
> *Drum hab' ich mich der Magie ergeben,*
> *Ob mir, durch Geistes Kraft und Mund,*
> *Nicht manch Geheimnis werde kund*

"Faust", 376 ff

Dieser Weg funktioniert (nicht zuletzt dank der Wette zwischen dem Herrn und Mephistopheles), aber Faust bereut schließlich, ihn gegangen zu sein:

> *Noch hab ich mich ins Freie nicht gekämpft.*
> *Könnt ich Magie von meinem Weg entfernen*
> *Die Zaubersprüche ganz und gar verlernen;*
> *Stünd ich, Natur! Vor dir ein Mann allein*
> *Da wär's der Mühe wert ein Mensch zu sein.*

„Faust", 11403 ff[5]

Es ist also möglich, ins Geisterreich zu gelangen, und es ist auch in HOFMANNSTHALs Erzählung möglich. Und auch bei ihm gibt es verschiedene Wege, auch den der Magie (der hier von der Amme praktiziert wird).
Eine weitere Frage wäre, was es bedeutet, wenn jemand die Grenze überschreitet? Aus unserer Sicht ist die Fee ja unvollständig, wenn sie auf unsere Seite gelangt. Ihr fehlt etwas, das HOFMANNSTHAL

---

[5] Dieses Zitat halte ich deswegen für bedeutsam, weil es an das erinnert, was KIERKEGAARD als „christlichen Heroismus" bezeichnet: ... *und wahrlich kommt es vielleicht selten genug vor, daß einer ganz er selbst zu sein wagt, ein einzelner Mensch, dieser bestimmte einzelne Mensch, allein vor Gott, allein in dieser ungeheuren Anstrengung und dieser ungeheuren Verantwortung.*
Das macht den frühen Vertreter der Existenzphilosophie KIERKEGAARD dem Verfasser der „Frau ohne Schatten" ähnlich, denn auch für ihn ist der Begriff der Existenz zentral.

durch den fehlenden Schatten verdeutlicht. In der Geisterwelt ist das Fehlen des Schattens wahrscheinlich kein Problem. Um in unserer Welt womöglich einen Schatten erwerben zu können (auf welchem Weg auch immer), verliert sie aber auch etwas: Die Fähigkeit, sich in ein Tier zu verwandeln.

> *Ungewiesen seinen Weg finden wie die Schlange an der Erde und wie der Weih in der Luft ist Seligkeit, aber Liebe ist mehr.*

Mit anderen Worten gibt es eine Dreiheit: Verlust der Fähigkeit, sich in ein Tier zu verwandeln, Gewinn des Schattens (den man auch als Schatten des Todes auffassen kann), aber dadurch die Fähigkeit zur Wandlung in der Liebe.

Wir Menschen können also ins Geisterreich gelangen und die Bewohner jenes Reiches in unsere Welt.
Allerdings scheint es so zu sein, dass sich das Interesse der Bewohner der Geisterwelt an der unseren zumeist in Grenzen hält. Sie müssen erst beschworen werden, gewissermaßen gezwungen werden, wie es bei Faust geschieht, als er den Erdgeist ruft:

> *FAUST*
> *Du mußt, du mußt*
> *und kostet' es mein Leben!*
>
> *ERDGEIST*
> *Wer ruft mir?*
>
> *FAUST*
> *Schreckliches Gesicht!*
>
> *ERDGEIST*
> *Du hast mich mächtig angezogen,*
> *An meiner Sphäre lang gesogen,*
> *Da bin ich.*

> "Faust", 481 ff

Dass Faust an dieser Stelle ein Grauen packt, steht auf einem anderen Blatt.

Und auch Mephistopheles wird von Faust beschworen, auch wenn sich Faust dessen vielleicht gar nicht so bewusst ist (Mephistopheles ist ja durch den Prolog auf die Begegnung bereits vorbereitet):

> *O gibt es Geister in der Luft,*
> *die zwischen Erd' und Himmel herrschend weben,*
> *so steiget nieder aus dem goldnen Duft*
> *und führt mich weg zu neuem, bunten Leben.*

"Faust", 1118 ff

Die Amme betritt hingegen unsere Welt mehr oder weniger freiwillig, weil sie ihrem Pflegekind, der Fee, folgen will und muss. Eigentlich ist ihr die Gegenwart der Menschen zuwider. Und sie ist noch in einem weiteren Zwiespalt: Einerseits ist sie die Amme der Fee und muss deren Wünsche erfüllen, andererseits aber ist sie Keikobad und dem Geisterreich insgesamt verpflichtet. Sie versucht, ihre doppelte Aufgabe zu erfüllen, bleibt aber dabei leider an der Oberfläche, was sie zu einer problematischen, wenn nicht gar boshaften Gestalt macht.

Aber wie und warum kam denn die Fee in unsere Welt?

Eine Antwort läuft parallel zu ANDERSENs Geschichte der kleinen Seejungfrau[6]. Immer wird es in einer Welt ein paar wenige geben, die sich an einen anderen Ort sehnen. Dabei kann es sich um ein Fern-Sehnen oder um ein Zurück-Sehnen handeln (was in gewisser Hinsicht manchmal dasselbe sein mag und was manchmal, wie bei der portugiesischen Saudade, auch in eins fällt[7]).

Die zweite Möglichkeit wäre, dass die Fee in Tiergestalt (denn solche Verwandlung beherrscht sie dank eines Talismans) unwissend die Grenze überquert.

---

[6] KUCKARTZ ordnet "Die Frau ohne Schatten" tatsächlich dem Typus der Undinenmärchen zu.

[7] Das mag so stimmen, ist aber fern einer Definition dessen, um was es sich bei der Saudade handelt (die sich zum Glück einer Definition entzieht). Erwähnt wird die Saudade an dieser Stelle deshalb, weil die ganze Geschichte in einer Stimmung geschrieben ist, die ich als der Saudade nicht unähnlich empfunden habe (was durchaus auch ein wenig auf mich abgefärbt hat)

Eine dritte Möglichkeit ist, dass die Geschichte von ihrem Vater inszeniert worden ist, damit die Fee ein vollwertiger Mensch wird – was allerdings bedeuten würde, dass er sie als Tochter verliert, es sei denn, sein Plan wäre viel weitreichender: die Vereinigung der beiden Welten. Ich halte diesen Plan aber durchaus für denkbar (wir kennen ihn auch aus der Unendlichen Geschichte).

Die Fee ist ein merkwürdiges Wesen: Sie ist nicht unsichtbar, aber irgendwie durchscheinend und vor allem wirft sie keinen Schatten (was, wie wir sehen werden, physisch und metaphorisch aufgefasst werden kann). Ganz Mensch zu werden, würde bedeuten, dass sie einen Schatten wirft und dass sie menschliche Kinder gebären kann. Und: dass sie sterblich wird. Letzteres wird zwar im Märchen nicht direkt gesagt, aber ich glaube stark, dass es auch darum geht, denn wer Leben geben kann, muss sterben können[8].

Neben dem Paar Kaiser – Fee gibt es noch ein zweites Paar, das ganz menschlich ist: den Färber Barak und seine Frau. Barak ist die einzige im Märchen auftretende Person mit einem Namen – ein Zeichen dafür, dass er ganz Mensch ist. Eigentlich ist zu erwarten, dass auch seine Frau einen Namen trägt, diesen erfährt der Leser aber nicht. Es wird sich auch zeigen, dass sie dem Geisterreich und der Magie nähersteht als ihr Mann.

Aber damit sind wir schon mittendrin in der Geschichte (bzw. eigentlich der Vorgeschichte dessen, was sich im Märchen ereignen wird).

---

[8] Ganz so kann man das natürlich nicht stehen lassen, denn die mythische Geschichte ist voll von Kindern, die aus einer Vereinigung von Sterblichen und Unsterblichen entstanden sind. Mir scheinen aber die Mythen von einem männlichen Gott und einer sterblichen Frau eindeutig zu überwiegen (bis hin zu Christus). In der lange Zeit üblichen Auffassung gibt die Mutter das Leben und das Sein, der Vater den Geist.

Zwischenstück: Ad me ipsum[9]

Bei VON HOFMANNSTHAL gibt es eine Besonderheit: Er liefert gewissermaßen eine Interpretationshilfe für seine Werke mit, die er in seinem Aufsatz: "Ad me ipsum" zusammenfasst[10]. Das bedeutet nichts weniger, als dass HOFMANNSTHAL zumindest zum Teil weiß, was er uns mit seinen Werken sagen will, dass diese Geschichte nicht gänzlich aus dem Unbewussten stammt (das ist natürlich bei allen Geschichten so, mit der einen oder der anderen Betonung; und eben das ist HOFMANNSTHAL bewusst).

Hierbei spielt ein Begriffspaar die zentrale Rolle, mit dem wir als Psychologen und miasmatisch denkende Homöopathen etwas anfangen können: die Präexistenz und die Existenz. Es macht sich aber erforderlich, hierüber einiges zu schreiben. Zunächst ein Zitat von HOFMANNSTHAL:

> *Präexistenz: glorreicher, aber gefährlicher Zustand*
> *ihre Qualitäten:*
> *frühe Weisheit / Claudio, Andrea – ironisch: junge Witwer,*
> *"Ballade des äußeren Lebens", "Erlebnis"*
> *Auserlesenheit / Kaiser – Abenteurer –Zauberer –abgedankter Kaiser – Dichter, Kind – Wahnsinniger*
> *Angehöriger einer höchsten Welt: millenarische Anklänge*
> *Versuch, diesen erhöhten Zustand zu wahren durch Supposition des Quasi-Gestorbenseins*
> *Geistige Souveränität: sieht die Welt von oben*
> *Das Über-ich: und mein Teil ist mehr etc.*
> *Das Ich als Universum*

---

[9] Das heißt so viel wie "an mich" oder "zu mir". Man vergleiche mit dem Johannesevangelium:

> *et ego si exaltatus fuero a terra omnia traham **ad me ipsum** ...*
> *Und ich, wenn ich erhöht werde von der Erde, so will ich sie alle zu mir ziehen.* (Joh. 12,32)

Um diese Erhöhung vom Irdischen scheint es mir im Inhalt des "Ad me ipsum" zu gehen.

[10] Ich dachte zunächst, das sei ein Glücksfall für mein interpretatorisches Vorhaben. Es stellte sich aber heraus, dass dieser Glücksfall eher zur Verwirrung beitrug, von der auf den folgenden Seiten bestimmt auch der Leser etwas (hoffentlich nicht übermäßig viel) spüren wird.

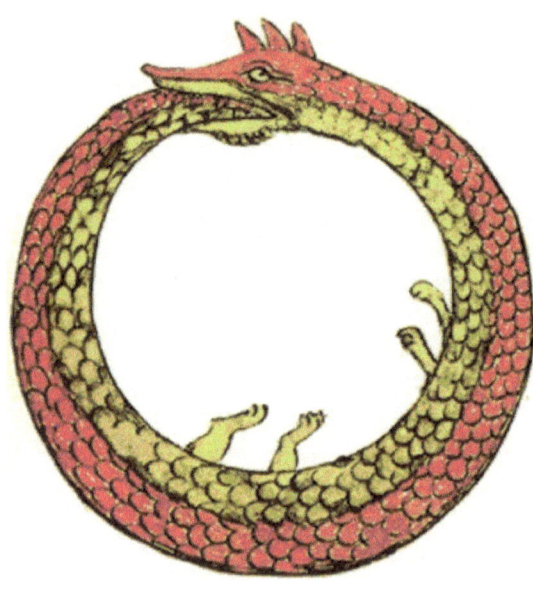

Schon dieser Beginn des insgesamt rätselhaften, zum großen Teil aus Stichpunkten bestehenden Werkes "Ad me ipsum" benötigt Erklärung und Vergleich. Diese möchte ich versuchen zu geben, auch wenn sie dadurch, dass ich VON HOFMANNSTHALS Text nicht wirklich und vollständig verstehe, nur ("nur") assoziativ sein können.

Ich möchte mit Vergleichen beginnen, wobei es sich um Verhältnisse handeln muss, die jeweils nur zwei Seiten enthalten, damit der Vergleich mit dem vorliegenden zweiseitigen Modell überhaupt möglich ist.

Als erste fallen mir da NEUMANN und WILBER[11] ein. Sie gebrauchen für diesen noch weitgehend unbewussten Zustand das Bild des Ouroboros, präziser gesagt: bei NEUMANN des „Nahrungsouroboros".

Die Schlange, die sich selbst frisst (bzw. gebiert), braucht keine weitere Nahrung. Alles ist immer da[12]. Es ist der Zustand des Eingeschlossenseins, des Aufgehobenseins in etwas Größerem.

---

[11] Die genannten Autoren sind hier nur als Beispiele gebraucht. Genauso könnte man mit Recht GEBSER nennen, JAYNES, KERENYI, TEILHARD DE CHARDIN, JUNG und einige andere, die die über das Bewusstsein und seine Stadien nachgedacht haben.

[12] Es ist die gleiche Schlange, die den Menschen gebiert und frisst, wie in diesem Beispiel aus dem anthropologischen Museum von Jalapa zu sehen ist (Hervorhebungen D.E).

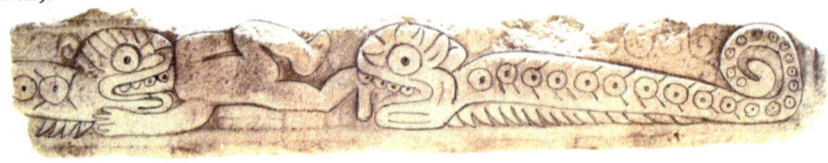

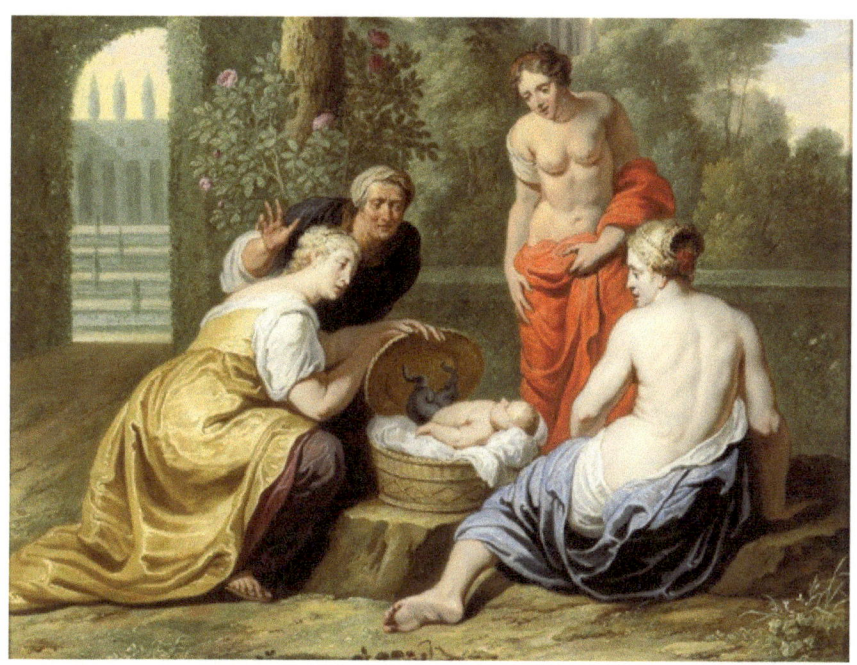

Erichthonius ist innerhalb der Erde in einem solchen Zustand und wird von Gaia an Athene übergeben, womit für ihn dieser Zustand ein Ende findet (bis auf die Tatsache, dass er schlangenfüßig bleibt) und er zu dem gelangt, was wir von uns aus als Existenz bezeichnen würden (wobei VON HOFMANNSTHAL offenbar einen davon etwas verschiedenen Begriff hat).

"Vor" diesem Zustand (sofern der zeitliche Begriff "vor" dort überhaupt irgendeine Bedeutung hat) gibt es nur noch das Pleroma, von dem man eigentlich gar nicht sprechen kann, wie JUNG in seinen „Septem sermones ad mortuos ausführt:

> *Das Nichts oder die Fülle nennen wir das PLEROMA. Dort drin hört denken und sein auf, denn das ewige und unendliche hat keine eigenschaften. In ihm ist keiner, denn er wäre dann vom Pleroma unterschieden und hätte eigenschaften, die ihn als etwas vom Pleroma unterschieden.*
>
> *...*

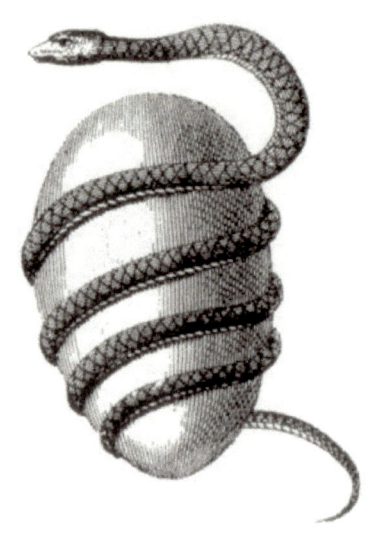

Die CREATUR ist nicht im Pleroma, sondern in sich. Das Pleroma ist anfang und ende der Creatur.

...

Wir sind aber das Pleroma selber, denn wir sind ein theil des ewigen und unendlichen. Wir haben aber nicht theil daran, sondern sind vom Pleroma unendlich weit entfernt, nicht räumlich oder zeitlich, sondern wesentlich, indem wir uns vom wesen her vom Pleroma unterscheiden als Creatur, die in Zeit und Raum beschränkt ist.[13]

Für JUNG beginnt, wenn das Pleroma überwunden ist, der Zustand der Creatur. Es handelt sich dabei um nichts anderes als den Eintritt in die Welt der Polarität: Land und Wasser, Licht und Dunkelheit, Sonne und Mond, Licht und Schatten, Jäger und gejagtes Wild sind Metaphern für diese Polarität.

Und natürlich die Grenze, die Eischale, die zerspringt und die ganze Welt enthält und freigibt, oben und unten, Himmel und Hölle und die Welt der Menschen dazwischen[14].

---

[13] Der Leser merkt deutlich, wie schwierig es ist, hier verständlich zu formulieren, denn Formulieren ist Abgrenzen und somit Teil der Polarität und nicht des Pleromas. JUNG hat sich – wohl auch wegen dieser Unmöglichkeit, adäquat zu sprechen – von seinen VII sermones ad mortuos distanziert und sie sind im autorisierten Gesamtwerk nicht vorhanden. Erst spät wurden sie in seiner Autobiografie "Erinnerungen, Träume, Gedanken" veröffentlicht. Vorher waren sie ein Teil des "Roten Buches", das zu Lebzeiten JUNGS nicht veröffentlicht wurde.

[14] Karl KERENYI: "Die Mythologie der Griechen", Band 1:
> *Befruchtet vom Wind legte die Urnacht ihr silbernes Ei in den Riesenschoß der Dunkelheit. Aus dem Ei hervor trat der Sohn des wehenden Windes, ein Gott mit goldenen Flügeln, hervor. Er wird Eros, der Liebesgott genannt;...Heißt er Phanes, so drückt dieser Name genau das aus, was der aus dem Ei Geborene alsbald tat: er zeigte und brachte alles ans Licht, was bis dahin im silberenen Ei verborgen lag. Und das war die ganze Welt...*

Im homöopathischen Sinne würde man hier vom Miasma der Carcinosinie sprechen: Die Trennung zwischen Ich und Welt ist noch nicht wirklich vollzogen. Man könnte aber die Carcinosinie noch weiter aufteilen: in ideale und reale Carcinosinie. Ich halte das nicht für willkürlich, denn eigentlich kann man die ideale Carcinosinie mit dem Miasmenmodell gar nicht fassen, denn das Miasmenmodell geht an allen anderen Stellen davon aus, dass es noch ein Anderes gibt. In der idealen Carcinosinie dem "Pleroma" gibt es aber gerade noch kein Anderes. Im Stadium des Ouroboros wird gewissermaßen das Selbst zum Objekt (was man auch als Definition des Narzissmus auffassen kann). Das ist in meinen Augen immer noch Carcinosinie, aber mit einer Ahnung des Anderen (denn es gibt ja schon zwei: das Selbst als Betrachtendes und das Selbst als Betrachtetes). Der volle Eintritt in die Welt der Polarität und damit das volle Bewusstsein, dass da ein Anderes existiert, ist dann psorisch[15].

Was wäre dann die Grenze von der Präexistenz zur Existenz (wiederum in dem Sinne, wie wir diese Begriffe gedanklich ausfüllen, nicht unbedingt im Sinne HOFMANNSTHALS)?
Zwei Orte gäbe es für diese Grenze: Der erste wäre der Übergang vom Pleroma zum Ouroboros, also der Eintritt in die Welt der Objekte (wobei das hauptsächliche Objekt zunächst das eigene Selbst ist und von anderen Objekten bestenfalls eine Ahnung besteht). Homöopathisch-miasmatisch wäre das der Übergang von dem, was ich oben als "ideale Carcinosinie" bezeichnet habe, zur "realen Carcinosinie".
Der zweite Ort wäre jener, an dem wir uns bewusst als Gegenüberstehende erleben, in dem zusammen mit dem Ich die Welt entsteht (SPENGLER meint, zugleich entstünde auch die Angst). Homöopathisch-miasmatisch würde ich vom Übergang von der Carcinosinie zur Psora sprechen.

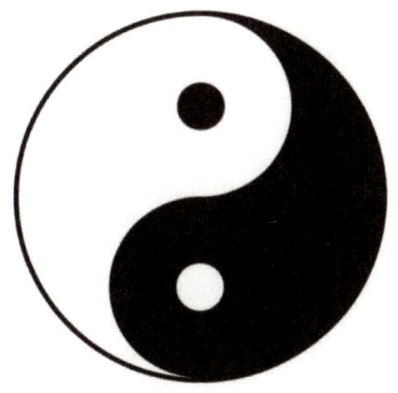

---

[15] Es ist eine unserer größten psychischen Leistungen, zu erkennen und zu tolerieren, dass es da ein Anderes gibt und dass dieses Andere noch nicht einmal konstant ist, sondern verschiedene Aspekte hat.

Das ist die Welt der Polarität mit dem zentralen Symbol der Yin-Yang-Monade, die bereits andeutet, dass es bei der Polarität um Ausgeglichenheit geht, um Einheit trotz der Spaltung. Polarität bedeutet nicht primär die Dominanz einer Seite. Wenn das eintritt, ist die Polarität bereits korrumpiert. Wichtig ist dabei zu bemerken, dass in diesem zentralen Symbol jeweils die hauptsächliche Seite die Gegenseite mit beinhaltet. Es gibt nun einmal kein Licht ohne Schatten.

> *alle wissen, daß schön das schöne*
> *so gibt es das häßliche*
> *alle wissen, daß gut das gute*
> *so gibt es das böse*
> *denn:*
> *voll und leer gebären einander*
> *lang und kurz bedingen einander*
> *hoch und niedrig bezwingen einander*
> *klang und ton stimmen einander*
> *vorher und nachher folgen einander*

LAUDSE: Daudedsching

Wie sollte auch die Geburt vom Leeren aus dem Vollen erfolgen können (und umgekehrt), wenn es dieses nicht schon vor der Geburt, der Schaffung der Existenz, <u>enthielte</u>?

Das wäre meine vergleichende Deutung der Begriffe Präexistenz und Existenz. Sie scheint mit der HOFMANNSTHALschen Deutung nicht in voller Übereinstimmung zu sein, was sich schon am obigen Zitat zeigt. Um weitere Beispiele zu nennen:
Kaiser kann niemand sein, der noch nicht (oder gerade so) zum Bewusstsein der Polarität gelangt ist, denn der Gegenstand des täglichen Umgangs des Kaisers ist eben die Polarität: er und seine Untertanen, seine Funktion als Richter zwischen den Untertanen und als Gestalter der Weltpolitik. Das kann nur leisten, wer in seiner persönlichen Entwicklung fortgeschritten ist.
Zum Kaiser aus der "Frau ohne Schatten" werde ich weiter unten noch etwas schreiben. So viel sei aber bereits hier erwähnt: Dieser Kaiser ist ein Beispiel dafür, wie jemand der Kaiser sein kann, ohne die Voraussetzungen dafür zu erfüllen: Er muss scheitern!

Der Weise (von HOFMANNSTHAL schön betrachtet als der abgedankte Kaiser) ist eine sehr hohe menschliche Entwicklungsstufe. Bei den Begriffen Präexistenz und Existenz reden wir hingegen (wenn wir überhaupt von Entwicklung sprechen wollen), von einer recht frühen Entwicklungsphase.

Man kann sich an dieser Stelle die Frage stellen, ob wir nach einer langen Phase der Existenz schließlich wieder in eine Phase der Präexistenz eintreten, dass es sich also um ein zyklisches Geschehen handelt, wie ich es bereits für die homöopathischen Miasmen vorgeschlagen habe, wo auf die Syphilinie wieder eine erneute Carcinosinie folgen kann.

Eine mögliche Antwort finden wir bei Ken WILBER, der ja in ähnlicher Weise wie HOFMANNSTHAL zwischen präpersonalen und personalen Zuständen / Phasen unterscheidet. Für ihn gibt es auch ein Hinausgehen über das Personale, das er aber folgerichtig als postpersonal bezeichnet. Vielleicht wäre es gut, bei dem Gedanken an den Weisen als Beispiel für die Präexistenz in Anlehnung an WILBER an „Postexistenz" zu denken[16].

Ein weiterer Beleg für die mangelnde Passgenauigkeit des HOF-MANNSTHALschen Modells zu neueren sei sein Beispiel des Abenteurers genannt, den er auch als präpersonal interpretiert.

In der miasmatischen Homöopathie ist der Abenteurer am ehesten der Tuberkulinie zuzuordnen, einem Miasma / einer Entwicklungsphase, das / die auf die Psora folgt bzw. der Psora in manchem noch recht ähnlich ist. Wenn wir aber schon die Psora als der Existenz zugehörig betrachten, kann diese Phase nicht der Präexistenz zugeordnet werden (eher schon, einen zyklischen Verlauf annehmend, die noch späteren Phasen wie Syphilinie und erneute Carcinosinie).

Dennoch ist zu sagen, dass gerade der Tuberkuliniker eine enge Verbindung zur Phase der Carcinosinie hat – in Form einer unstillbaren Sehnsucht. Daher das Verlangen nach Abenteuern als Ausdruck des Wunsches, das einmal gehabte (präexistenzielle) Paradies auf dieser Welt wiederzufinden.

---

[16] Mir persönlich gefällt die Nomenklatur von WILBER besser, was aber nichts zur Sache tut, da ich mich nun einmal mit HOFMANNSTHAL beschäftige und in diesem Rahmen versuche, Übersetzungsmöglichkeiten anzudeuten.

Die meisten lernen bei dieser Suche, dass das Ziel nicht erreichbar ist und werden dabei sykotisch. Manche bleiben aber tuberkulinisch, indem sie den Wunsch eben nicht aufgeben, weil das zu schmerzlich wäre. Diese tuberkulinische Sehnsucht kann man als den Kern dessen bezeichnen, was als Romantik bezeichnet wird (womit ich weniger eine klar umrissene Zeitepoche meine, sondern eher einen Zustand des Geistes und der Seele).

Zauberer, Kind, Dichter, Wahnsinniger

Auf das Kind mag die Zuordnung zur Präexistenz aus unserer Sicht schon eher zutreffen als bei den bisherigen Beispielen. Allerdings müsste man dabei stärker differenzieren. Kindheit umfasst nach WILBER, NEUMANN und auch in der miasmatischen Homöopathie mehrere Phasen, deren erste allenfalls die der Präexistenz sein könnte.

Der Zauberer ist dem magischen Denken sehr zugetan, wie auch von HOFMANNSTHAL vermerkt wird. Ohne Magie keine Zauberei! Gleichwohl wird man der Magie mit der Zuordnung zu frühen "primitiven" Entwicklungsstadien nicht gerecht, denn vieles, was uns an Magie überliefert ist, zeugt von einer großen Reife. Die man natürlich auch als Wahnsinn ansehen kann. Wahnsinn kann nach HOFMANNSTHAL eine Form der erreichten Vollendung sein. Wahrscheinlich denkt er dabei auch an HÖLDERLIN. Dass sich der Dichter, der Wahnsinnige und der Magier recht nahekommen, liegt auf der Hand. Alle drei scheinen noch recht präexistent (oder bereits postexistent) zu sein.

Dann kommt jener problematische Abschnitt über das Ich:

> *Geistige Souveränität: sieht die Welt von oben*
> *Das Über-ich: und mein Teil ist mehr etc.*
> *Das Ich als Universum*

Geistige Souveränität mag ja beinhalten, dass man die Welt von oben sieht, es mag auch glorreich und gefährlich sein; ob es anstrebenswert ist, wage ich zu bezweifeln. Und ich mag bezweifeln, dass man Souveränität der Präexistenz zuordnen kann.

Anstrebenswert wäre, wie ich meine, der Weg vom Ich zum Selbst, der gerade jene Souveränität, jene dualistische Welt- und

Menschensicht und die daraus resultierende Vereinzelung ein Stück weit heilen kann.

Dann gebraucht HOFMANNSTHAL den Begriff "Über-Ich". Ich sehe mich bei den vielen verschiedenen Auflagen von "Ad me ipsum" nicht in der Lage, anzugeben, ob VON HOFMANNSTHAL hier wirklich das FREUDsche Über-Ich meinen könnte bzw. sich damit auseinandersetzt. Letzteres stammt aus einer Veröffentlichung des Jahres 1923. Deutlich ist aber, dass es sich inhaltlich wohl um etwas anderes handelt. Die Ergänzung "und mein Teil ist mehr" stammt aus einem Gedicht[17]:

Das Über-Ich

Warum bemächtigt sich des Kindersinns
So hohe Ahnung von den Lebensdingen
Daß dann die Dinge wenn sie wirklich sind
Nur schale Schauer des Erinnerns bringen?

Und mein Teil ist mehr als dieses Leben
Schlanke Flamme oder schmale Leier.

Offenbar handelt es sich bei HOFMANNSTHALs Auffassung vom Über-Ich nicht wie bei FREUD um eine psychische Instanz, der das Ich gehorchen sollte, sondern um eine Instanz im Ich oder allgemeiner: eine psychische Instanz, der die Welt gehorchen sollte[18]. Diese Macht gegenüber der Welt und der Menschen in ihr ist aber ein Bestimmungsstück des magischen Ichs. Insofern sollte HOFMANNSTHALs "Über-Ich" ganz im Gegensatz zum FREUDschen als magisch aufgefasst werden. Das FREUDsche "Über-Ich" will sich im Gegenteil gerade vom Magischen distanzieren. Allerdings kann es dem Magischen bei diesem Versuch durchaus auch verfallen.

"Das Ich als Universum" kann man auffassen als eine Formulierung der Entsprechung von Makro-und Mikrokosmos, aber auch als

---

[17] Es handelt sich offenbar um eine Kompilation von Versen aus "Der Tor und der Tod" und "Manche freilich".
[18] Bzw. klingt das Anamnesis-Konzept an, das im Dialog "Menon" ausgearbeitet wird. Auch die Grundfrage jenes Dialoges, ob Tugend gelehrt/gelernt werden kann, kann man als Thema der HOFMANNSTHALschen Erzählung ansehen.

Herrschaftsanspruch des Ichs gegenüber dem Universum. Mir scheint zwischen den Zeilen beides ausgedrückt zu sein.

Verbunden damit ist die Glorifizierung des Kindersinns, dem gegenüber die Sichtweise der Erwachsenen nur abfallen kann. Das halte ich nicht unbedingt für der Realität entsprechend. Man müsste weiter differenzieren.

Eine Frage erscheint mir noch wichtig: Warum bezeichnet HOFMANNSTHAL diesen Zustand als glorreich und gefährlich?

Wenn wir unseren Begriff der Präexistenz (des Präpersonalen nach WILBER, der Carcinosinie nach der miasmatischen Homöopathie) anwenden, so kann man tatsächlich diesen Zustand loben, in dem man sich nicht sorgen muss, in dem einfach alles da ist, in dem noch keine Trennung von Ich und Welt besteht. Und in der Tat gibt es wohl in jedem von uns einen Anteil, der sich nach diesem Ideal zurücksehnt (wissend, dass kein Weg zurückführt). Die Bezeichnung als "glorreich" kann also durchaus angemessen sein.

Gefährlich ist die Präexistenz dann, wenn sie zu einem zu langen Verweilen in diesem glorreichen Zustand führt. Entwicklung wird

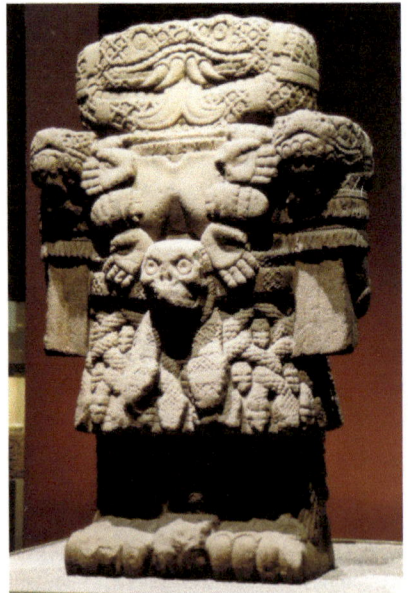

dadurch (zumindest) verzögert. VON HOFMANNSTHAL formuliert die Gefahr anders, könnte aber Ähnliches meinen, was wir in unserer Nomenklatur auszudrücken versuchen: Er spricht von einem ambivalenten Zustand zwischen Präexistenz und Leben und meint, dies sei ein schrecklicher Zustand. Schrecklich wie die Ambivalenz der Mutter, die als liebevoll und fürsorglich erscheint, die aber auch die verschlingende Todesgöttin ist.

(links: die Todesmutter Coatlixoe Mit ihren Schlangenattributen symbolisiert sie den oben bereits beschriebenen Prozess des Hervorbringens und Verschlingens).

An diesem Übergang von der Präexistenz zur Existenz in der Nomenklatur HOFMANNSTHALS, am Übergang von dem ouroborischen zum polaren Bewusstsein, befindet sich meines Erachtens die Fee in der Vorgeschichte. Als Symbol des Übergangs in die Existenz hat HOFMANNSTHAL das Erwerben eines Schattens gewählt, der parallel zur Schwangerschaft – dem Zustand des Enthaltens bzw. Enthaltenseins – geht. Die Geburt wäre dann tatsächlich der Übertritt in die Polarität. Das heißt aber auch Trennung aus der Einheit und eben das ist in der Welt auf der anderen Seite der Mondberge nicht erwünscht. Fast könnte man diese Welt mit der Parzivals vergleichen, in der er im prolongierten Zustand der ouroborischen Einheit aufwächst und über Gebühr in ihr verbleibt.

Wir wissen nichts davon, wo die Fee herkommt (außer, dass sie ein Geschöpf des Geisterreiches ist). Wir wissen zwar, dass sie einen Vater hat, von einer Mutter – und damit von Geburt – ist jedoch nirgends die Rede (fast umgekehrt wie bei Parzival). Das könnte auch bedeuten, dass mit dem Übergang zur Existenz auch der Tod zur sicheren Möglichkeit wird (denn den Tod kann man sich durchaus als mütterliches Wesen vorstellen – siehe oben).

An dieser Stelle ist festzuhalten, dass diese Wandlung von der Präexistenz zur Existenz für uns Menschen gilt und nicht notwendigerweise auch für die Gestalten der Geisterwelt gelten muss. Will eine Bewohnerin der Geisterwelt aber Mensch werden, so wird sie diese Bedingungen des Menschseins notwendig in irgendeiner Form nachholen müssen und künftige Bedingungen des Mensch-Bleibens erfüllen.

Wir müssen allerdings deutlich sehen und sagen, dass diese Entsprechung vom Begriffspaar "Präexistenz-Existenz" zu den WILBERschen Paar "präpersonal-personal" und auch zu unserer miasmatisch-homöopathische Betrachtungsweise nur eine teilweise ist und nur mit äußersten Zugeständnissen aufrechterhalten werden kann.

Auch weist TAROT darauf hin, dass es sich gar nicht um eine Stufenfolge (wovon ich hier stillschweigend ausgegangen bin) handeln muss, sondern dass eine alternative Deutung von gleichzeitig und nebeneinander bestehenden psychischen Tendenzen ebenfalls möglich ist. Das könnte teilweise zu dem einfachen Konstrukt "bewusst-unbewusst" passen.

Einen weiteren Aspekt von Existenz und Präexistenz möchte ich hervorheben:

Präexistenz ist für HOFMANNSTHAL schicksallos[19]. Das ist leicht verständlich, denn wenn es kein Gegenüberstehendes gibt, kann es auch keine Schicksalsmächte geben, die das Verhältnis zu diesem Gegenüberstehenden bestimmen. Mit dem Wissen, dass es ein Schicksal gibt (in der Existenz), ändert sich das:

> *Fällt das Wesen aus jener Totalität (Präexistenz Schicksallosigkeit) heraus, so ist es in Gefahr, sich zu verlieren, zu verirren: es sucht das zu ihm Gehörige, Entscheidende, das Äquivalent...* (Ad me ipsum)

Auf der einen Seite also die Gebundenheit an das Schicksal, auf der anderen, in der prolongierten Präexistenz bzw. Carcinosinie, die Orientierungslosigkeit. Letztendlich entkommt das Ich der Existenz dieser Gefahren durch eine Hinwendung zum Sozialen. Diese kann geschehen durch:

Das Kind (welches VON HOFMANNSTHAL mit dem Abenteurer in Verbindung bringt), also jener Seite, die sich der Welt ganz bewusst stellt.

Das Werk (dessen soziale Seite ja auf der Hand liegt, indem das Werk Mitteilung ist, also für andere da ist, auch wenn mancher behauptet, er oder sie schriebe nur für sich.).

Die Tat. Hier ist es etwas anders. Durch die Tat gibt sich das Ich auf (zumindest ein Stück weit), wird also wieder präexistent.[20] Der entstehende freie Raum kann dann durch das Soziale angefüllt werden.

---

[19] Obwohl der Begriff "Fee" etymologisch etwas mit Schicksal, fatum, zu tun hat. Dieses Schicksal bezieht sich möglicherweise mehr auf den Menschen, in dessen Welt die Feen eingreifen.

[20] Das steht in Widerspruch zu "Faust", der in dem Versuch seiner Bibelübersetzung *Im Anfang war das Wort* umwandelt in *Im Anfang war der Sinn*, sodann in *Im Anfang war die Kraft* und sich schließlich für *Im Anfang war die Tat* entscheidet. Nach HOFMANNSTHAL läge die Tat <u>vor</u> dem Anfang, im Unbewussten bzw. könnte erst durch eine entsprechende Regression ausgeführt werden. Das Wort (der Gedanke) wäre dann tatsächlich das Primäre. Absehen muss man in diesem Zusammenhang allerdings von den LIBET- Experimenten, bei denen das Bereitschaftspotenzial zeitlich vor dem Bewusstwerden des Wunsches gedacht wird.
Das Kind und das Werk hingegen spielen bei „Faust" als Motoren des Werdens keine allzu große Rolle (bzw. negiert er diese oder stellt sogar teilweise das Werk als negativ

Die "Frau ohne Schatten" bezeichnet HOFMANNSTHAL direkt als *Allegorie des Sozialen*.

Und in der Tat wird die anfängliche soziale Isolierung aller Beteiligten im Verlaufe der Geschichte überwunden, so schmerzhaft das am Anfang auch sein mag.

Es gibt noch einen zweiten Zugang zu dieser Problematik[21]: Es ist die in der Entwicklungsgeschichte des Bewusstseins recht spät stattfindende Entfernung von der ausschließlichen Identifikation mit dem Ich.

Gemeint ist damit wohl das Unbewusste, aber eben nicht das Unbewusste eines FREUD, sondern ein Unbewusstes, das schon vor der Verdrängung da war. Das hat zum einen eine organismische Grundlage, denn die Körperorgane des Menschen arbeiten nun einmal zum großen Teil unabhängig vom Bewusstsein.

Man kann aber in diesem Unbewussten auch eine religiöse Bedeutung wahrnehmen: Es wäre dann die Göttliche Spur in uns allen. Das Ich kann man dann auf eine von dieser Weite ausgehende Einengung auffassen und es gilt, diese Einengung zu beseitigen, aber ohne sie zu vernichten, sondern indem sie in die Gesamtheit der Psyche eingefügt bleibt, aber nicht der einzige Identifikationspunkt bleibt.

Die mystischen Traditionen der verschiedenen Religionen haben dieses Ziel gemeinsam, egal, wie es nun konkret bezeichnet wird. Durch JUNG ist das so formuliert worden, dass zur Erreichung dieses Ziels gar kein exoterisches religiöses Bekenntnis mehr erforderlich ist. Nach ihm geht es darum, Kontakt aufzubauen zu dem, was er als das

---

dar). Seine sozialen Fähigkeiten sind auch recht schwach ausgeprägt, wenngleich sich im Verlaufe der Tragödie hier eine Wandlung abzeichnet. Die Leerstelle, die Faust durch Magie auffüllen wollte (Magie, die freilich nicht frei von Tat ist), wird wieder für das Soziale verfügbar.

Mit dieser Assoziation „Frau ohne Schatten" – „Faust" stehe ich nicht allein. ALEWYN zieht diesen Vergleich ebenso, wenn auch im Lichte seines Themas, dem des Ethischen und Ästhetischen:

> ... an Faust erinnern, nicht an den jugendlichen Stürmer des ersten Teils freilich, sondern an die Weisheit des alten Faust, der kurz vor seinem Ende der Magie entsagt und damit freiwillig die Vorteile preisgibt, die ihm aus der Verabredung mit Mephistopheles zustehen, und der damit überhaupt auf sein Übermenschentum verzichtet und sich aus freien Stücken unter das allgemeine Los der Menschen beugt, dem er einst zu entrinnen versucht hatte.

[21] Vgl. „Mystik der Nerven"

kollektive Unbewusste bezeichnet und was sowohl das individuelle Unbewusste als auch das Bewusste relativiert, ohne es zu zerstören. Durch die Einbeziehung des Kollektiven öffnet sich der Weg vom Ich zum (größeren) Selbst. Das Ich bleibt wohl Persönlichkeitszentrum, das Selbst wird hingegen zum (bewussten) Ganzheitszentrum.

Hieraus folgt auch das, was HOFMANNSTHAL als die Hinwendung zum Sozialen sieht. Es ist nicht die soziale Ethik des „Du sollst", so wichtig diese auch in den vorigen Entwicklungsphasen war. Es handelt sich vielmehr um eine höhere Ethik, in der solche moralischen Forderungen keine Rolle mehr spielen müssen, sondern es gelingt, spontan das ethisch Richtige zu tun.

Und in der Tat gelangt die Fee an diese Stufe, indem sie auf den Erwerb des Schattens verzichtet (und ihn eben dadurch erhält), weil sie spürt, dass es falsch wäre, anders zu handeln – ohne nachzudenken und zu erwägen, sondern einfach aus einem immer schon vorhandenen, aber bisher „unbewusstem Wissen"[22]. Damit meine ich nicht die Verinnerlichung des häufig gehörten „Du sollst", sondern etwas Tieferes. Ob es das „gibt", ist allerdings eine Glaubensfrage.

Auf diesen Zugang zum Verhältnis von Präexistenz und Existenz werde ich zurückkommen.

Zwischenstück: HEARN und die Präexistenz

Lafcadio HEARN (1850-1904), ursprünglich von griechisch-irischer Abstammung, verbrachte das letzte Drittel seines Lebens in Japan, zunächst als Sprachlehrer, aber mehr und mehr auch als Kenner und Vermittler der japanischen Kultur und Lebensart. Mit der Heirat einer japanischen Frau nahm er gar einen japanischen Namen an: Koizumi Yakuzo. Er erhielt sogar die japanische Staatsbürgerschaft und trug viel zum gegenseitigen Verständnis des Westens und Japan bei. Hugo VON HOFMANNSTHAL hielt sehr viel von HEARN. Von ihm stammt das Vorwort zu dem Band HEARNs "KoKoRo", der eine Sammlung von Essays und Geschichten aus Japan enthält.

---

[22] Ein kluger Freund sagte mir einmal vor langer Zeit, es gebe gar keine Gewissenskonflikte. Als er meine erstaunte Miene sah, fügte er hinzu: „Der Spruch des Gewissens ist immer eindeutig. Es kommt nur darauf an, ob wir ihn hören können und ob wir ihm zu folgen bereit sind."

Der einzige Europäer vielleicht, der dieses Land ganz ge-
kannt und ganz geliebt hat. Nicht mit der Liebe des For-
schers, sondern mit einer stärkeren, einer umfassenderen,
einer selteneren Liebe, die das innere Leben des geliebten
Landes mitlebt. (VON HOFMANNSTHAL über HEARN)

Liebe als Mitleben des inneren Lebens des Gegenübers (das eben
dadurch kein Gegenüber mehr ist)! Das ist eine Äußerung des Selbs-
tes!
Wir erinnern uns:

> *Ungewiesen seinen Weg finden wie die Schlange an der Erde*
> *und wie der Weih in der Luft ist Seligkeit, aber Liebe ist*
> *mehr.*

Der geborene Japaner findet seinen Weg ungewiesen, der Japan-For-
scher betrachtet seinen Gegenstand. Die umfassendere Liebe des ursprünglich Fremden, von der HOFMANNSTHAL spricht, ist jene der Resonanz in der Tiefe.

Und noch etwas schreibt HEARN über Liebe:

> *Die Wissenschaft versichert uns, daß die Leidenschaft der*
> *ersten Liebe ihrer Entstehung nach vollkommen unabhän-*
> *gig von der Erfahrung des Individuums ist. Mit anderen*
> *Worten, das Gefühl, das uns das persönlichste von allen*
> *scheint, wäre überhaupt nicht individuell.*

Das scheint mir eine recht genaue Beschreibung jenes Moments des
Erkennens zu sein, als der Kaiser die Gazelle stellt und in ihr die Fee
erkennt. Nie wieder hat es einen solchen Moment gegeben. Und dieser Moment ist überindividuell, also in unserer Nomenklatur präpersonal[23].

---

[23] Die Unterscheidung präpersonal – postpersonal oder transpersonal bzw. überindividuell – "unterindividuell" wurde hier außer acht gelassen, um im Vergleich
HOFMANNSTHAL näher zu kommen und die Unterschiede besser herauszuarbeiten zu
können. In der HEARNschen Auffassung der Präexistenz wird sich sogleich einiges
klären.

Der Präexistenz widmet HEARN einen ganzen Essay, der stark von buddhistischen Auffassungen geprägt ist.

> *Das orientalische Ego ist nicht individuell ... Es ist ein Aggregat, oder eine Zusammensetzung unfaßlicher Vielfältigkeit...*

HEARN setzt in seinem Essay die buddhistische Lehre von der Seelenwanderung von der westlichen Metempsychose ab. In letzterer überlebt nach dem Tode das nun unkörperliche Ich auf irgendeine Weise, genauso, wie es in Zusammenhang mit der Geburt inkarniert wird, d.h. sich an einen Körper bindet. In der buddhistischen Seelenlehre handelt es sich um nichts weiter als um ein "Bündel[24]", welches für eine gewisse Zeit aneinander und an einen Körper gebunden ist. Mit der Auflösung des Körpers löst sich auch das Bündel auf und ein neues Bündel entsteht. Das Nebeneinanderbestehen der Elemente des Aggregats ohne feste Bündelung ist für HEARN die Präexistenz. Die Bündelung als solche wäre dann die Existenz. Dass sich mit dieser Bündelung die Vorstellung eines dauerhaften Ichs verbindet, ist es, was der Buddhismus als Illusion bezeichnet.

Und selbstverständlich hat es ein Bündel leichter, einen Schatten zu werfen.

Welcher Zustand schlechter oder besser ist, welcher weiter oder weniger weit fortgeschritten, lässt sich nicht sagen, da es sich um einen Prozess handelt, der sich ständig wiederholt. Raupe oder Schmetterling, Ei oder Henne sind nur sehr oberflächliche Veranschaulichungen.

Wenn man sich die Bestandteile des Bündels als Fäden vorstellt, so werden diese an einem Ort zusammengefasst, vorher und nachher sind sie aber wieder getrennt. Es sei denn, es gibt Knoten,

---

[24] Die Vorstellung eines Bündels finden wir auch aus einer anderen Weltrichtung: CASTANEDAS Don Juan (egal, ob es ihn wirklich gab oder ob CASTANEDA ihn erfunden hat) sieht die Menschen als leuchtende Eier, durch die Bündel der Wahrnehmung hindurchgehen. In seiner Lehre ist es möglich, den "Montagepunkt", also jenen Punkt, durch den sie gehen, zu verschieben und damit ein anderes Bündel erfahrbar zu machen. Damit bezieht sich bei CASTANEDA die Bündelung mehr auf die Wahrnehmung und Erkenntnis ("Die Erklärung der Zauberer") als auf das Sein.
Zu erwähnen wäre in diesem Zusammenhang natürlich auch SCHOPENHAUER, bei dem der persönliche Wille so etwas wie eine Illusion ist, die gebildet wird, indem der Wille durch uns hindurch geht. Von dieser Seite her ist SCHOPENHAUER dicht am Buddhismus angesiedelt. Allerdings scheint mir seine Haltung, die oft genug von Verachtung geprägt ist, recht wenig buddhistisch zu sein.

Verhinderungen, die die Entfaltung dieses Bündels schwierig gestalten. Vielleicht ist das gemeint, wenn dem Kaiser vorzuwerfen ist, er habe den Knoten im Herzen der Kaiserin nicht zu lösen vermocht. Auch die schon erwähnten und noch zu erwähnenden Beispiele, in denen der Anfang und das Ende in eins fallen, lassen sich durch diese Bündel-Vorstellung leicht erklären.

Es fragt sich, ob die Zusammenstellung der Fäden zu einem Bündel eine rein zufällige ist. Wahrscheinlich ist dem nicht so, denn irgendwie können die einzelnen Fäden durch die Bündelung verändert werden, so geringgradig das auch sein mag. An dieser Stelle haben wir das Konzept des Karmas vor uns, das nicht als Strafe für Verfehlungen begriffen werden sollte. Vielmehr entstehen neue Anziehungen und Resonanzen, wie auch das Gegenteil davon, welche die Zusammensetzung von künftigen Bündeln beeinflussen. In diesem Sinne gibt es durch die „Inkarnationen" eine Entwicklung.

Eine Geringschätzung des Körpers als bloßes Fleisch (Sarx – woher der Begriff "Sarg" stammt), der Körper als Grab also, haben im Rahmen dieser Bündel-Auffassungen keinen Platz. Vielmehr ist der Körper der Ort, an dem diese Bündelung stattfindet.

Was passiert also mit dem Körper, wenn er seiner Aufgabe als Bündelungspunkt nicht gerecht wird? Bei der Kaiserin wirft er keinen Schatten, beim Kaiser wird er zu Stein.

Wohlgemerkt ist die Körperlichkeit bei beiden entgegengesetzt: Keinen Schatten zu werfen, assoziieren wir mit Leichtigkeit, ätherischem Wesen. Zu Stein zu werden, wäre das Gegenteil. Beides ist aber verknotet, kann die Bündel nicht frei passieren lassen.

Andere Probleme haben hingegen diejenigen, denen der Körper fehlt. Bündel, die sich nicht anknüpfen können. Im Westen würden wir sie als Geister bezeichnen, die auf der Suche nach Menschwerdung sind. Leicht fällt ihnen das Weben jenes Teppichs, dessen Anfang und Ende verschlungen sind, aber auf der anderen Seite kennen sie keine Zeit, also keinen Anfang und kein Ende.

Würde unsere Geschichte schlecht ausgehen, so müsste die Kaiserin zurück in die Zeitlosigkeit, der Kaiser bliebe auf ewig versteinert.

Sehr schön illustriert werden die verschiedenen Möglichkeiten der Bündelung, das Nicht-Festgelegt-Sein der Präexistenz in der

Tatsache, dass sich die Kaiserin in jedes beliebige Tier verwandeln kann. Indem sich die Kaiserin aber gegen diese Möglichkeiten und für die Liebe entscheidet, geht sie automatisch dieser Möglichkeiten verlustig.

Der Übergang von der Präexistenz zur Existenz ist immer auch vom Verlust von Möglichkeiten begleitet. Dafür eröffnet sich aber ein Feld von anderen Möglichkeiten.

Ende der Zwischenstücke

Die Tierverwandlung oder: Das nicht festgestellte Tier

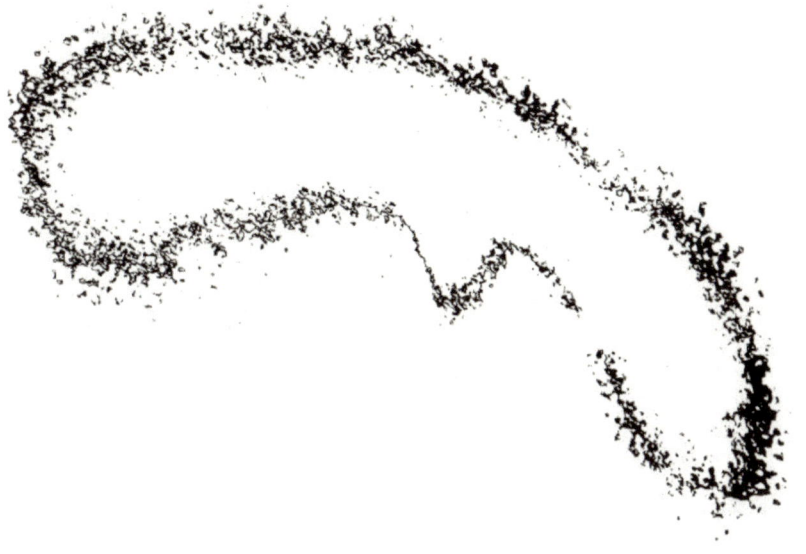

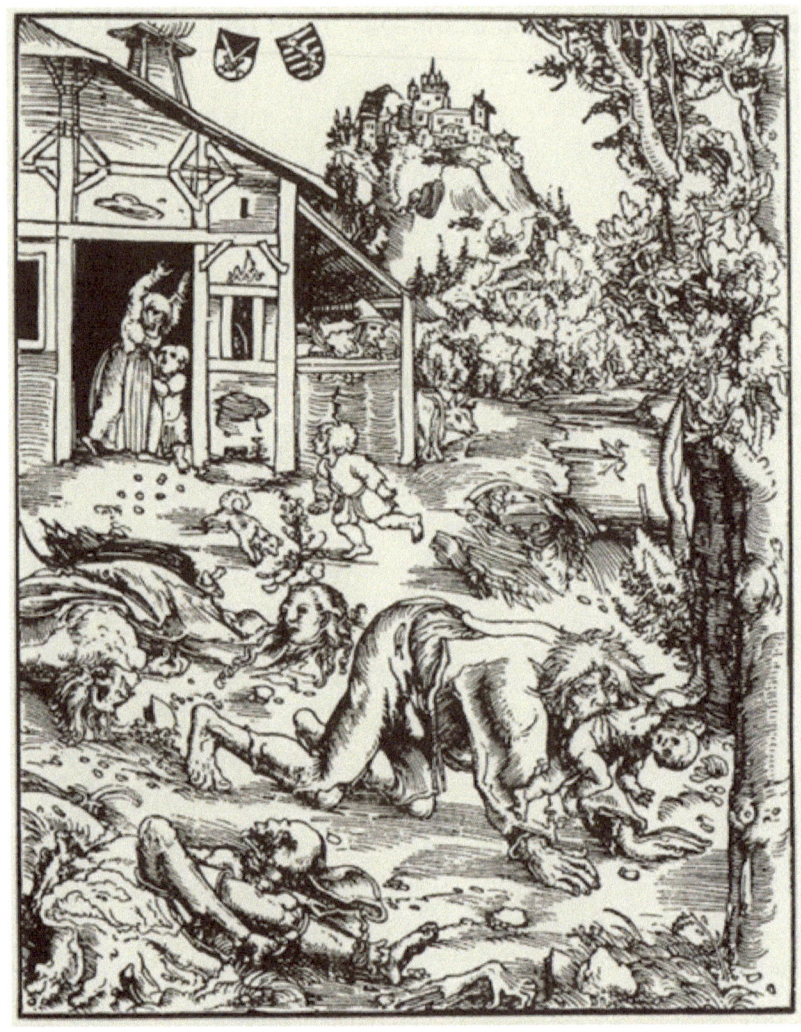

Die Möglichkeit, sich in ein Tier zu verwandeln, ist Teil der magisch geprägten archaischen Bewusstseinsstufe. Die tatsächliche und willentliche Verwandlung in ein Tier wird dabei nur den Magiern selbst zugesprochen, obwohl sie auch von anderen Menschen passiv erlitten werden kann (z.B. Werwölfe – siehe Bild oben). Die Welt des Tieres ist eben auf dieser Bewusstseinsstufe noch sehr nahe.

... An diesem Punkt stellte ich Don Juan die unvermeidliche Frage. Wurde ich wirklich eine Krähe? Ich meine, würde jeder, der mich sah, gedacht haben, ich sei eine gewöhnliche Krähe?"

"Nein. So kannst du nicht denken... Solche Fragen sind sinnlos, und doch ist es das einfachste aller Dinge, eine Krähe zu werden. Es ist fast wie ein lustiger Streich; es hat nur wenig Nutzen."

... Ich erwiderte, daß das, was er sagte, bedeute, daß man wirklich zur Krähe, zur Grille oder zu irgendetwas anderem werde. Aber er blieb dabei, daß ich ihn falsch verstünde.

"Es dauert sehr lange, bis man lernt, eine richtige Krähe zu werden"...[25]

Krähen, Raben (symbolisch fast gleichzusetzen) und Wölfe sind im europäischen Raum beliebte Verwandlungsziele (vom Frosch einmal abgesehen). Krähen sind als Verkünderinnen des Schicksals und als Hexen bekannt[26], der Wolf entspricht der unbewussten Waldseele des Menschen (welche die bewusste Seele bedroht), wäre also als präexistent bzw. präpersonal anzusehen. In beiden Fällen handelt es sich um Wesen, die in unserer Welt leben, aber auch Zugang zum Wald, zur präexistenziellen Seite haben. Nur dort kann man uneingeschränkt jagen (wie der Kaiser) und nur dort kann man Kenntnis des Schicksals erhalten (paradoxerweise an einem Ort bzw. in einem Bewusstsein, wo es noch kein Schicksal gibt).

Mit diesen Arten der Tierverwandlung werden also wichtige Eigenschaften der Präexistenz-Existenz-Dualität illustriert. Auch bei der Fee / Kaiserin ist das so, wie wir sehen werden.

So unverständlich für mich Don Juans Äußerungen zur Tierverwandlung auch sind, so unmittelbar wirken die theriomorphen Menschendarstellungen, die wir aus verschiedenen Weltgegenden kennen. Obere Reihe: Ägypten, untere Reihe: Ozeanien, Südamerika)

---

[25] CASTANEDA: "Die Lehren des Don Juan", erster Teil
[26] In Joel COENs genialer Verfilmung von „Macbeth" sind unmittelbar vor dem Auftritt der prophetischen "weird sisters" drei Vögel am Himmel zu sehen, bei denen es sich um Krähen handeln könnte. Und am Schluss gibt es sie nochmals.
Denken kann man in Zusammenhang mit der Krähe auch an POEs Raben.

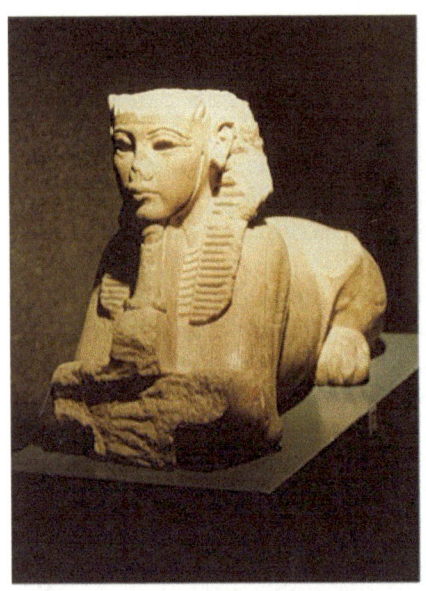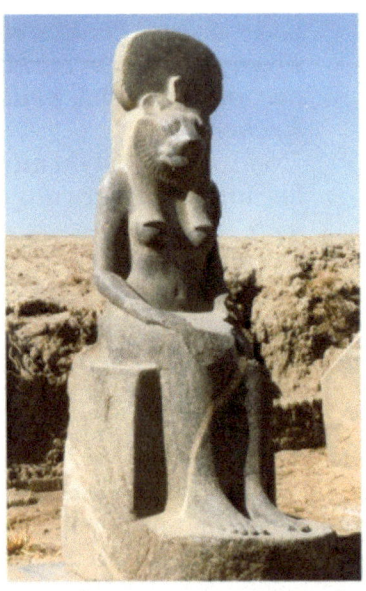

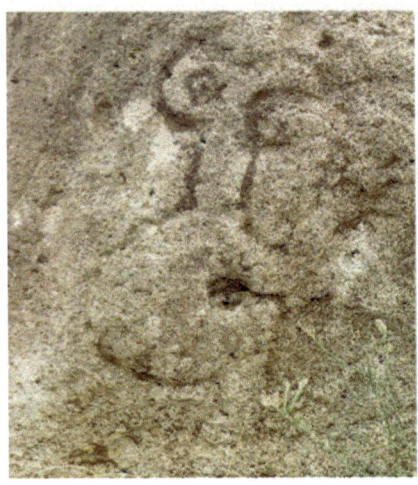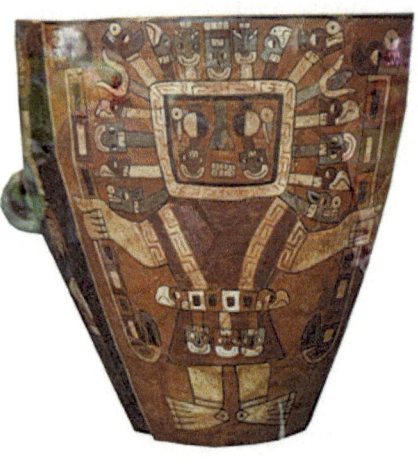

Als Bewohnerin der Geisterwelt ist die Verwandlung in ein Tier für die Fee ein alltägliches Geschehen. Zu diesem Zwecke besitzt sie einen Talisman. Dabei – und das ist wichtig festzuhalten – verwandelt sie sich nicht vollständig in ein Tier, sondern schlüpft gewissermaßen in seine äußere Hülle und kann seine besonderen Fähigkeiten benutzen, bleibt aber im Selbstgefühl die Fee, die Geisterprinzessin, bleibt damit auch im gleichen Miasma.

Indem sie ein Tier wird, kann die Feenprinzessin den Kaiser treffen, denn beide haben eine Beziehung zu Tieren, beide benutzen sie gewissermaßen: Die Fee, indem sie in ihre Haut schlüpft und der Kaiser, indem er Tiere jagt.

So treffen die Fee in der Gestalt einer weißen Gazelle und der Jäger in seiner eigenen Gestalt aufeinander. Der Falke entdeckt die Gazelle, der Jäger wirft seinen Spieß nach ihr, gibt diesem jedoch im letzten Augenblick die kleine Drehung, die ihn nicht tödlich werden lässt. Es ist ihr Blick, der ihn dazu veranlasst, diesmal nicht zu töten. Wir sind erinnert an das Wort von den Augen als Fenster zur Seele. Bewusst erkennt der Kaiser noch nicht, wen er da vor sich hat, aber etwas trifft ihn im Innersten. Es könnte so etwas wie ein "unbewusstes Wissen" darum sein, dass er hier kein festgestelltes Tier vor sich hat.

Die Formulierung vom Menschen als nicht festgestelltem Tier stammt von Friedrich NIETZSCHE, aus dem dritten Hauptstück von "Jenseits von Gut und Böse" Ich verstehe sie so, dass das festgestellte Tier eben festgestellt, festgelegt ist in seinen Handlungen, in seinem Leben, dass es ungewiesen seinen Weg findet, den Weg seiner Art — ich wiederhole noch einmal:

> *Ungewiesen seinen Weg finden wie die Schlange an der Erde und wie der Weih in der Luft ist Seligkeit, aber Liebe ist mehr.*[27]

Das sind Gedanken der Kaiserin, als sie ihren Talisman verloren hat und ihr dieser daher nicht mehr zur Tierverwandlung dienen kann. Aber sie verlor ihn bezeichnenderweise eben in dem Augenblick, als die Liebe zum Kaiser entstand, in dem Augenblick, als der Kaiser in ihr das nicht Festgestellte entdeckte. Das Festgestellte im Tier ist es, was der Kaiser jagt: das Verhalten des Tiers, welches ihm überhaupt erst ermöglicht, ihm nachzuspüren und das Festgestellte in seinem

---

[27] Liebe beinhaltet nach HOFMANNSTHALS eigenen Worten die Möglichkeit und die Voraussetzung für den Eintritt in die Existenz, die "wirkliche Wirklichkeit". Und darum geht es in der ganzen Erzählung.

Sinne zu nutzen[28]. Sofern er dieses Festgestellte nicht finden kann, darf er das Tier auch nicht mehr jagen und die Möglichkeit zur Liebe erwacht[29]. Das gilt für Menschen wie für Feen. Allerdings ist die Präexistenz / die Carcinosinie immer etwas mit Festgestelltem durchwachsen, sonst – etwa wenn das neu geborene Tier nicht "wüsste", wie man an der Brust trinkt – wäre dieses jeweilige Wesen nicht lebensfähig. Die Potenz, einen großen Teil dieses Festgestellten abzuschütteln, ist aber bald erkennbar. Vielleicht ist es das, was der Kaiser an jener Gazelle wahrnimmt.

Etwas muss noch gesagt werden: Gestellt wurde die Gazelle ursprünglich durch den roten Falken des Kaisers. Nachdem der Kaiser erkannte, dass er da kein einfaches Tier vor sich hat, verscheucht er den Falken und wirft sogar mit Messern nach ihm, sodass dieser die Flucht ergreift.

Man könnte auch hier eine Parallele zu Parzival konstruieren: Dort attackiert ein Falke eine Gans, sodass drei Blutstropfen auf den Schnee fallen, die Parzival so sehr an seine Frau Condwiramurs erinnern, dass er in Minnetrance verfällt.

Hier erkennt womöglich der Falke, der nach seinem Nutzen für den Kaiser ausgewählt und entsprechend abgerichtet (festgestellt) wurde, ein Tier, welches anders ist als er selbst – eben nicht festgestellt. Über den Falken und seine Bedeutung wird noch zu schreiben sein.

Noch einmal: Der Kaiser und die Fee

Ein ungleiches Paar ist da zusammengekommen: Kaiser und Fee. Der Kaiser ist nicht einfach irgendein Herrscher, er ist (zumindest der Tendenz nach) der Herrscher der Welt. Über ihm gibt es nur noch Gott. Und doch ist es nicht möglich, über alles zu herrschen. Falken kann man noch abrichten (und dann wütend werden, wenn das Tier nicht gehorcht). Blumen und Bäume wachsen allein. Man kann sie allenfalls ausreißen[30]. Alle Untertanen kann man auch mit dem

---

[28] Freilich gibt es dabei auch Unterschiede: An einem Reptil ist sicher mehr Festgestelltes als an einem Hund. Dieses Nicht-Festgestellte ist es, was Beziehung ermöglicht.

[29] Es erwacht die Möglichkeit und die Notwendigkeit zur Liebe. Liebe ist deshalb mehr, weil sie die Freiheit beinhaltet. Gewissermaßen schließen sich Liebe und Festgestellt-Sein gegenseitig aus.

[30] Vielleicht kann man ja die Bonsai-Kultur als einen Versuch betrachten, eine solche Herrschaft über Bäume (scheinbar) zu erlangen.

diktatorischsten System, dem totalitärsten Staat nicht absolut kontrollieren. Und Geistwesen, die einer ganz anderen Welt entstammen - die kann man eigentlich gar nicht kontrollieren.

Nun ja, dieser Kaiser versucht es auch gar nicht erst. Ihm reicht es, tagsüber auf der Jagd zu sein und nachts bei seiner Frau zu liegen. Es scheint nicht so, dass es sich hier um die Weisheit des Nicht-Eingreifens (Wu Wei) oder des weisen und dezenten Auf-den-Weg-Führen eines Salomo handelt. Dafür ist dieser Kaiser nicht reif genug.

Die Fee hingegen ist von völlig anderer Natur. Sie ist ein Geistwesen, womit sich leicht erklärt, dass sie noch nicht schwanger ist. Menschen und Feen können keine menschlichen Kinder zusammen zeugen. Sie muss also erst Mensch werden (einen Schatten erhalten, einen Körper erhalten), um Mutter werden zu können.

Das heißt aber nicht, dass ihr etwa nichts Verführerisches eigen wäre. In diesem Sinne ist sie dem Efriten nicht unähnlich. Im Feenreich ist Erotik ganz und gar nicht unbekannt. Feen entführen Männer (und auch Kinder[31]) und halten sie in Gefangenschaft als Liebhaber. Sie können letztere sogar töten, wenn sie ihrer überdrüssig sind - oder aber sie entlassen sie reich beschenkt.

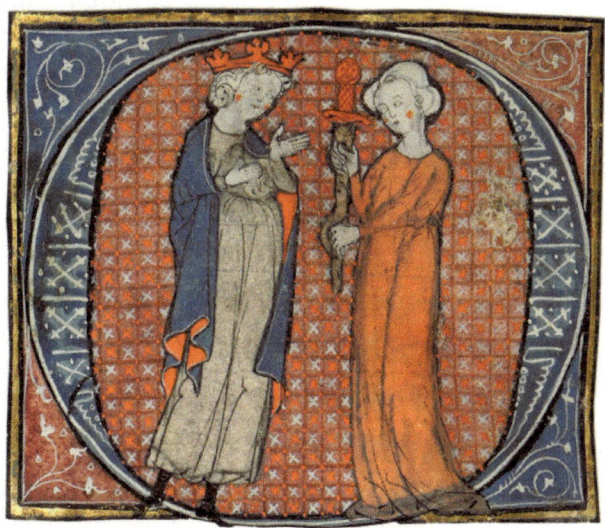

---

[31] Bei der Entführung von Kindern steht wohl keine erotische Absicht dahinter, sondern es ist vielleicht der verzweifelte Versuch, menschlich zu sein.

Feen sind, wie WALKER meint, Abkömmlinge der großen heidnischen Göttinnen und sozusagen ihre Stellvertreter. Auf der vorigen Seite sahen wir ein solches Beispiel aus dem 14. Jahrhundert: König Artur und die Fee Morgana. Mit dieser Fee verbinden sich Macht und die Fähigkeit zu herrschen.

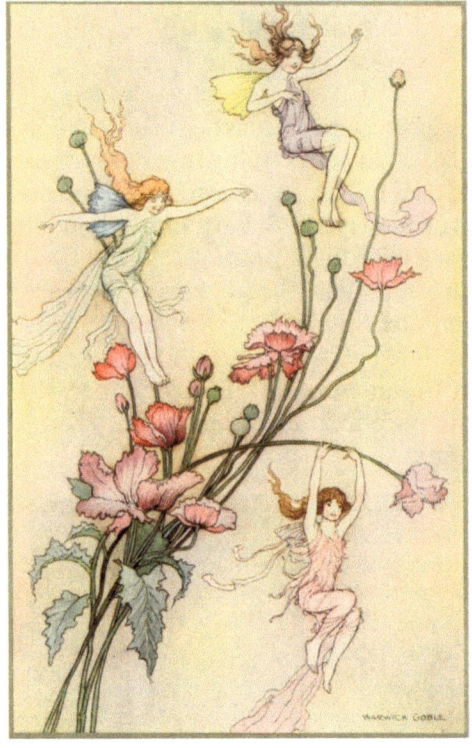

Bei SHAKESPEARE ist aus diesen Feen bereits etwas ganz anderes geworden. Es sind kleine, kindliche Frauen, die gleichwohl eine erotische Anziehung entfalten. Sie sind verspielt und haben eine Assoziation zu Blumen. Und sie haben Flügel. Die Ähnlichkeit zu Schmetterlingen ist unverkennbar[32].

Heutige Feen, wie man sie etwa in Zeichentrickfilmen findet, sind nur noch neckisch-niedlich, dennoch aber hocherotisch. Aus schutzrechtlichen Gründen kann ich hier kein Bild bringen, aber man sehe einfach mal im Internet unter dem Stichpunkt „Tinkerbell" [33] nach!

Und mit dieser kindlich-erwachsenen Erotik lassen wir unsere Kinder aufwachsen! Das grenzt an Missbrauch!

Die Fee aus HOFMANNSTHALS Märchen ist noch einmal anders. In ihr scheinen sich diese zwei Aspekte der Feen irgendwie zu verbinden.

---

[32] Insofern finden wir doch auch in diesen Feen das Prinzip der Wandlung, denn es gibt wohl kaum ein intensiveres Symbol für die Wandlung als den Schmetterling.

[33] Immerhin ist Tinkerbell die ideale Begleitung für Peter Pan, den Jungen, der nicht erwachsen werden will. Man könnte auch sagen, dass er nicht zur Existenz kommen will und in der Präexistenz von Nimmerland verbleiben. Auch er hat bekanntlich gewisse Probleme mit seinem Schatten.

Der Beginn der Handlung

Der Kaiser und die Kaiserin leben fernab der Menschen der normalen Welt im blauen Palast. Für die Fee, die es gewohnt war, frei durch die Wälder zu streifen, muss das eine Art von Gefangenschaft sein, so komfortabel wir sie uns auch vorstellen möchten[34]. Für die ihr gefolgte Amme ist es noch schlimmer, denn sie mag die Menschen gar nicht und folgte der Fee nur aus Pflichtgefühl.

Ein Bote aus der Geisterwelt erscheint (er stellt sich als der zwölfte vor[35]) und stellt der Amme Fragen - eigentlich eine einzige Frage:

> *Trägt sie diesmal ein Ungeborenes im Schoß? Ist das Verhaßte in diesem Monat geschehen? Dann wehe dir und mir und uns allen. – die Amme verneinte heftig. – Also wirft sie noch keinen Schatten? fragte der Bote weiter ...*

Schatten und Schwangerschaft

1. Einen Schatten zu werfen, bedeutet hier, schwanger zu sein (womit allerdings nicht gesagt ist, dass es nicht noch andere Bedeutungen geben mag). Diese Verbindung ist merkwürdig, wird aber von HOFMANNSTHAL ausdrücklich bestätigt. Wenn man die Tatsache, dass die Fee ätherisch und durchscheinend ist, betrachtet, könnte man in der Tat Schwangerschaft mit dem Erwerb eines Schattens in Verbindung bringen, denn Schwangerschaft ist etwas Irdisches und durchaus Handfestes und nichts Geistartiges aus höheren Sphären (sofern ich als Mann berechtigt bin, solche Äußerungen von mir zu geben), Schwangerschaft heißt auch gebären und steht also mit dem Geborenwerden in Zusammenhang, aber auch mit irdischer Freude und irdischem Leid und schließlich mit dem Tod.

2. Der Erde, der großen Mutter, müssen wir die Möglichkeiten, die sich uns als Menschen eröffnen, dadurch zurückzahlen, dass wir

---

34 Damit diese Art von Gefangenschaft überhaupt möglich ist, musste die Fee ihren Talisman verlieren. Sonst hätte sie jederzeit als Vogel fliehen können. Aber will sie eigentlich fliehen? Erkennt sie eigentlich die Gefangenschaft?
35 Bei der Frage, um die es geht, ist es naheliegend, einmal pro Monat nachzufragen (am ehesten zu Neumond oder kurz danach).

einen Schatten auf sie werfen. Ob die Erde schattenlose Wesen überhaupt wahrnehmen kann, ist fraglich.

Unklar bleibt aber, ob der Schatten dazu führt, dass man schwanger
werden kann (wie es ALEWYN vermutet), oder ob die Reihenfolge umgekehrt ist bzw. beides so notwendig verbunden, dass von einer Kau-
salitätsfolge gar nicht geredet werden kann. Am wahrscheinlichsten
ist für uns, dass, wie oben bereits angedeutet, die Verbindung eines
Menschen mit einer Fee unfruchtbar bleiben muss, da ein reines
Geistwesen nicht mit einem materiellen Wesen schwanger sein kann.

3. Dieses Geschehen (einen Schatten zu werfen, schwanger zu werden, sich mit Menschen zu verbinden) ist in der Geisterwelt verhasst.
Es wird nicht ganz deutlich, warum. Es bedeutet natürlich, die Fee zu
verlieren, weil sie damit zur Menschin wird und nicht mehr im Geisterreich, sondern auf der Erde wandelt, als stofflicher Mensch auf der
stofflichen Erde lebt[36]. Zu Recht fragt sich aber die Amme, warum er
(gemeint ist wohl Keikobad) der Fee dann die Gabe der Verwandlung
verliehen hat. Ohne diese wäre es nie so weit gekommen ...

4. Hinzu kommt noch etwas: Drei Tage sind es noch, dann ist die Prüfung der Fee zu Ende, aber es sind gefährliche Tage, denn das Goldene Wasser des Lebens ist auf dem Wege und es sei nicht gut, wenn
die Fee ihm begegne, sagt der Bote. Die Amme mutmaßt, dass ihr womöglich dieses Goldene Wasser zu einem Schatten verhelfen könne
(denn der Kaiser ist drei Tage abwesend und kann demzufolge kein
Kind zeugen). Und es ist auch unklar, was denn Schlimmes geschähe,
wenn die Fee einen Schatten bekäme. Müsste sie für immer in der
Welt der Menschen leben? Sicher nicht, denn wir kennen ja bereits
Wege, wie man als Mensch die Grenze überschreiten kann. Was
sonst? Würde sie der Kaiser nicht mehr fortlassen?

Eine gewisse Aufklärung finden wir darin, dass der rote Falke sich
sehen lässt und den Talisman zurückbringt. Dabei handelt es sich um
einen weißen Stein, der mit Schriftzeichen bedeckt ist, die die Fee

---

[36] Man könnte fast den Erwerb des Schattens als den Erwerb des Körpers ansehen.
Vielleicht braucht man im Geisterreich keinen Körper, denn es stehen ja genügend
Tierkörper zur Verfügung, die beliebig benutzt werden können. Mit anderen Worten
hätten wir hier ein dualistisches Weltbild vor uns, dass den Menschen in Körper und
Seele/Geist unterscheidet. Letztendlich ginge es dann um Inkarnation, um die
Fleischwerdung oder um die Niederlassung im Fleisch.

jedoch bisher nicht lesen konnte. Als Kaiserin erschließt sich ihr nun der Sinn der geheimnisvollen Zeichen[37]. Ich frage mich, ob wohl auch der Kaiser oder ein anderer Mensch diese Schrift entziffern könnte, somit die Fähigkeit hierzu an das Menschsein oder -werden gebunden wäre. Aber dazu erhalten wir keine Auskunft. Irgendjemand muss diese Schrift aber kennen, denn sonst hätte sie keinen Sinn. Welche Voraussetzungen man dafür erfüllen muss bzw. wo und wie man diese Schrift erlernen kann, ist unbekannt. Hier scheint die Kenntnis dieser Schrift so über die Fee zu kommen wie bei WAGNER die Erkenntnis des Parzival über den Sinn seines Daseins.

Diese Schrift offenbart Schreckliches, das dem Kaiser zustoßen könnte:

Stein und Schatten

So lautet die Inschrift:

> *Fluch und Tod dem Sterblichen, der diesen Gürtel löst, zu Stein wird die Hand, die es tat, wofern sie nicht der Erde mit dem Schatten ihr Geschick abkauft, zu Stein der Leib, an den die Hand gehört, zu Stein das Auge, das dem Leib dabei geleuchtet – innen der Sinn bleibt lebendig, den ewigen Tod zu schmecken mit der Zunge des Lebens – die Frist ist gesetzt nach Gezeiten der Sterne.*

Die Kaiserin versteht jetzt das Geheimnis ihres Lebens:

> *Der Schatten ist mein Schatten, den ich nicht werfe, ich habe meinen Herrn dergleichen sprechen hören mit einem seiner Vertrauten, er sagte: Ich will nicht zu Gericht sitzen über die Meinigen und kein Bluturteil sprechen, ehe ich nicht der Erde mein Leben heimgezahlt habe. Es ist das Schattenwerfen, mit dem sie der Erde ihr Dasein heimzahlen. Ich wußte nicht, daß ihnen dieses dunkle Ding so viel gilt. Fluch über mich, daß ich es alles habe gleichgültig anhören können als ginge*

---

[37] Wir sehen abermals eine gewisse Ähnlichkeit zum Gral, wie er bei WOLFRAM beschrieben wird. Auch er ist ein Stein, an dem Schriftzeichen erscheinen (die allerdings von jedem, der des Lesens kundig ist, gelesen werden können) – bis auf Feirefiz, aber der kann ja als Heide den Gral gar nicht sehen.

es mich nichts an! Ich selber werde sein Tod sein, weil ich auf der Erde gehe und keinen Schatten werfe.

Auch wenn die Kaiserin jetzt alles begreift, für mich bleiben diese Zeilen trotz der Erklärung rätselhaft.

Wie könnten wir der Erde unseren Schatten schulden? Das setzt so etwas wie eine Urschuld voraus. Diese lässt sich wohl in theologischen Spekulationen begreifen, nicht aber im persönlichen Leben, denn den Schatten haben wir bereits, wenn wir uns persönlich noch nicht schuldig gemacht haben können.

Oder – um es mit HOFMANNSTHALs Nomenklatur zu formulieren: Die Schuld besteht darin, von der Präexistenz zur Existenz zu kommen. Aber auch das kann noch keine persönliche Schuld sein, weil es noch keine Person gibt.

Eine Parallele finden wir bei T. S. ELIOT die hohlen Männer/Menschen (Auszug):

Zwischen Idee
Und Wirklichkeit
Zwischen Regung
Und Tat
Fällt der Schatten

Denn Dein ist das Reich[38]

Zwischen Empfängnis
Und Geburt
Zwischen Gefühl
Und Erwiderung
Fällt der Schatten

Das Leben ist lang

Zwischen Verlangen
Und Zuckung
Zwischen Vermögen

---

38 Unterstreichungen im Gedicht D. Elendt, im Original kursiv. Fett von D. Elendt zur Hervorhebung des hier Interessantesten

Und Leibhaftigkeit
Zwischen Wesen
Und Abstieg

Fällt der Schatten

Denn Dein ist das Reich

Man könnte annehmen, dass eben das der Übergang von der Präexistenz (der idealen Carcinosinie) zur Existenz ist. (Letztere könnte man mit der Carcinosinie und allen anderen Miasmen in Verbindung bringen). Der Punkt, an dem der Schatten fällt, ist dann auch jener, an dem die Wirklichkeit auf das Ideal trifft und ihm gegenübersteht. Und das Ideal zu Gunsten der Wirklichkeit zu verlassen, kann man durchaus als Schuld bezeichnen.

Erichthonios, der Erdgeborene (siehe S. 19) ist so jemand. Zwar ist nicht überliefert, ob er, bevor er von Gaia an Athene übergeben wurde, einen Schatten hatte, aber im Inneren der Erde scheint nun einmal die Sonne nicht. Er wird also mit der Geburt seinen Schatten erworben haben. Das wäre die folgende Formel: Geburt = zur Existenz kommen = Erwerb des Schattens. Das würde dann auch bedeuten, dass die Fee, die Frau ohne Schatten, noch nicht vollständig geboren ist, noch in der Präexistenz verweilt.
In der Zuordnung der Miasmen zu den vier Elementen würde die Carcinosinie einem fünften Element zugeordnet werden müssen, das wir als das Ur-Element Terra bzw. auch die quinta essentia bezeichnen können. Von diesem Ur-Element können wir uns nie ganz lösen und das Zeichen dieser verbleibenden Verbundenheit mit der Mutter Erde (Materie) ist der Schatten, den wir auf sie werfen. Schuld besteht hier nur darin, dass wir uns dennoch teilweise lösen.

Bei der Fee/Kaiserin ist es etwas anders: Zwar können wir uns fragen, ob sie überhaupt im konventionellen Sinne geboren wurde und bei der Negierung der Frage eine sofortige Begründung dafür haben, dass sie keinen Schatten wirft.
Das ergibt sich auch aus dem Text, indem die Fee als Unsterbliche bezeichnet wird. Unsterblichkeit kann in zwei Richtungen existieren:

nach vorn, in Richtung unseres[39] Lebensendes und nach hinten, in Richtung unserer Geburt bzw. in beide Richtungen.

Genannt wird aber sehr deutlich der Zusammenhang zwischen Schwangerschaft und Schatten: Wenn die Fee ein Kind in sich trägt, wird sie einen Schatten werfen. Diese Verbindung scheint sie allerdings nicht zu kennen, wie aus Gesprächen mit der Amme hervorgeht. Auch diese Bedingung für einen Schatten ist nachvollziehbar. Der irdische, materielle Vorgang von Schwangerschaft und Geburt wäre es da, der den irdischen Schatten entstehen lässt.
Auf die Frage, warum dieses Geschehen der Geisterwelt so verhasst ist, bin ich schon kurz eingegangen, ohne sie beantworten zu können.

Aber warum ist die grausame Strafe ausgerechnet die Versteinerung? LAING spricht in seiner *existenziellen Studie über geistige Gesundheit und Wahnsinn "Das geteilte Selbst"* von der Petrifikation als Verwandlung in ein Ding, mit anderen Worten vom Ausschluss der Person vom gemeinsamen Leben mit anderen Menschen, das Ende der Kommunikation. Das kann man als Strafe erleiden müssen oder man kann es als ultimativen Schutz vor dem Eindringen der Realität ins Selbst begreifen.

> *Man kann sich durch den anderen belebt und das Gefühl für das eigene Sein durch den anderen vergrößert finden, oder man kann den andern als tötend und verarmend erfahren. Eine Person kann zu dem vorweggenommenen Schluss kommen, daß jede mögliche Relation mit einem anderen die letzteren Konsequenzen haben wird. Jede andere Person ist dann eine Bedrohung für ihr "Selbst" (ihre Fähigkeit, autonom zu handeln). Nicht weil sie oder er irgendetwas Bestimmtes tut oder nicht tut, sondern eben seiner oder ihrer Existenz wegen.*

> LAING, "Das geteilte Selbst"

---

[39] Der Gebrauch des Wortes „unser" meint, dass die *Richtung* gemeint ist, die wir als Sterbliche sehen. Unsterbliche werden nicht geboren und/oder sterben nicht. Ob es daher für sie überhaupt eine Richtung in der Zeit gibt, ja, ob es für sie Zeit überhaupt gibt, können wir Sterbliche nicht beurteilen.

In der Erzählung scheint es zunächst so zu sein, dass die Strafe vom Geisterreich kommt, dass sie mit dem Kaiser und der Fee nichts zu tun hat, sondern nur erlitten werden muss. Eben dadurch wird die Strafe so schwer verständlich.

Aber ist es wirklich so? Fast ein Jahr nach dem Zusammenkommen der beiden hat die Kaiserin noch keinen Schatten bzw. ist sie noch nicht schwanger? Könnte das daher kommen, dass die beiden nicht wirklich in Kontakt miteinander sind?

Die beiden leben dort im blauen Palast, abgeschottet vom sonstigen menschlichen Leben. Und eigentlich ist die Fee auch von ihrem Gemahl abgeschottet. Er geht ständig zur Jagd, wobei er gar dem Pferd Lappen um die Hufe wickelt, um sie nicht zu wecken. Nur nachts ist er bei ihr.

Das Ästhetische und der Schatten

Von ALEWYN stammt eine ähnliche, aber doch differente Deutung des Geschehens, die uns in Bezug auf die Frage des Schattens ein Stück weiterbringen kann.

Für ihn geht es um den Ästhetizismus und seine Gefahren. Er geht dabei von Oskar WILDE aus und beschreibt ihn so:

> ...der brillanteste und extravaganteste Vertreter einer Sekte, die unter vielen Namen über ganz Europa verbreitet war, und deren Angehörigen in vielen Abschattierungen doch eines gemeinsam war: das Gefühl, daß sie besser waren als das Leben, daß sie etwas Besseres wollten als ihre Zeit, etwas, das sie zu einem Abstand von den gewöhnlichen Menschen verpflichte oder verdamme... Sie nahmen sich heraus, der Brutalität und Vulgarität des Zeitalters ihre Verachtung ins Gesicht zu schleudern, indem sie der ausschließlichen Anbetung des Häßlichen und des Gemeinen eine ebenso ausschließliche Verehrung des Köstlichen und Künstlichen entgegenstellten, und indem sie sich aus der Sintflut des modernen Lebens auf selige Inseln oder einsame Gipfel retteten, um dort als ästhetische Eremiten oder Brüder vom schönen Leben sich der Pflege ihrer Schönheit und Reinheit zu widmen.

Andererseits bezeichnet ALEWYN. diese ästhetische Lebenshaltung als hochmütig, lasterhaft und pervers, was am Prozess gegen WILDE deutlich wird.

Der einzige Roman WILDEs ist "Das Bildnis des Dorian Gray". Dieses Bildnis verändert sich, es zeigt die allgemeinen Altersspuren und die Spuren seines Lebenswandels bis zu den sich entwickelnden bösen Zügen, während Dorian Gray selbst jung und schön bleibt (wie die Fee bei HOFMANNSTHAL). Man kann dieses Bildnis als die Schattenseite Grays bezeichnen, die nach außen unsichtbar bleibt, aber dennoch, obwohl oder gerade weil abgespalten, ihre Wirkung zeigt. Es stellt sich die Frage, wie es jemandem gehen mag, der oder die nicht über ein solches Schattenbildnis verfügt. Gibt es in dieser Person noch keine Schattenseiten (die ja mit Schuld verknüpft sind) oder werden sie dem Sündenbock aufgeladen und in die Wüste geschickt? Ist die Abscheu der Geisterwelt vor den Menschen in Wirklichkeit die Angst vor der eigenen Schattenprojektion?

Für ALEWYN ist HOFMANNSTHALs Märchen der 672. Nacht die Geschichte von jemandem, der den eigenen Schatten negiert und auf dem Olymp des Ästhetischen ruht, irgendwann aber in die Niederungen des Lebens, in den eigenen Schatten gezogen wird und dort versinkt.Die "Frau ohne Schatten" sieht er als aktive Bemühung um den Schatten an, als ein Faustisches Vorhaben, in dem es darum geht, authentisch und ganz zu werden. Und er meint, dass diese zwei Geschichten („Das Märchen der 672. Nacht" und „Die Frau ohne Schatten") von einer inneren Wandlung HOFMANNSTHALs zeugen und begleitet sind.

Der Kaiser und die Kaiserin bewohnen den blauen Palast, fern von den übrigen Menschen und sie blicken hochmütig auf sie herab – bis zu dem Zeitpunkt, da die Kaiserin, um ihren Gatten zu erretten, aktiv werden muss und sich unter die Menschen begibt, mit dem Ziel, einen Schatten zu erwerben.

Dabei geht es um Wandlung, um die Wandlung von der ästhetischen zur ethischen Lebenshaltung. Nach HOFMANNSTHALs eigenen Worten liegt der "Frau ohne Schatten" eine Art *aphoristische Ethik* zu Grunde, die von der Kaiserin ausgeht, aber auch *allomatische* Auswirkungen auf den Kaiser haben wird.

Der Kaiser indes geht erst einmal wieder in den Wald, um seinen roten Falken zu suchen, den er verloren hat (und der der Fee den ebenfalls verlorenen Talisman gebracht hat).

Der Talisman

Der Talisman ist ein Stein, der mit geheimnisvollen Schriftzeichen bedeckt ist, welche die Fee nicht lesen kann. Er ist es aber, der ihr die Tierverwandlung ermöglicht – offenbar aber nur so lange, wie sie die Bedeutung der Zeichen nicht kennt. Schließen Wissen und Verwandlungsfähigkeit einander aus[40]?

In dem Moment, als der Kaiser die Gazelle als Menschin erkennt (man beachte die biblische Doppelbedeutung von "Erkennen"), geht der Talisman verloren und damit die Verwandlungsfähigkeit der Fee. Der zweite "Auftritt" des Talismans ist niederschmetternd, er wird vom Falken gebracht und die Fee kann nun die Schrift lesen. Was da steht, habe ich bereits erwähnt. Und damit setzt die eigentliche Handlung der Erzählung ein, die vom Finden des Schattens handelt und von der Rettung des Kaisers und der Fee (von der Rettung der Welt?)

Ganz am Schluss tritt der Talisman noch einmal auf, es erscheint eine andere Schrift auf ihm:

> *Sie wußte nicht, daß auf dem Talisman an ihrer Brust längst die Worte des Fluchs ausgetilgt und ersetzt waren durch Zeichen und Verse, die das ewige Geheimnis der Verkettung alles Irdischen priesen.*

Damit endet die Erzählung. Womöglich symbolisiert sich auch im Talisman eine Art von Entwicklung. Vom Nicht-Festgestellten, Magisch-Wandelbaren über die ehernen Buchstaben des Gesetzes hin zu ... ja, zu was? zur Freiheit, zum Transpersonalen, zum Selbst? Wir werden sehen.

Festhalten müssen wir aber, dass dieser Talisman ein besonderer ist: Er ist nicht nur ein magischer Gegenstand, der auf nicht sprachlich verstehbare Weise das Glück der Trägerin bewirken soll und ihre Wünsche erfüllt, sondern er ist mehr: Er spricht direkte Warnungen, Hinweise und Handlungsanweisungen aus – wie der Gral.

---

[40] Ein wenig erinnert bin ich an den Dr. Roux aus CAMUS' "Die Pest", der sagte, Heilen und Wissen schlössen einander aus. Heilen ist ja auch eine Art von Verwandlung und hat ganz sicher magische Wurzeln (wie übrigens auch die Naturwissenschaft).

Der rote Falke

Die Gelegenheit, bei der er seinen Falken verlor, war die Situation, in der er die Fee in ihrer Gazellen-Gestalt fand. Der Falke hatte sie gestellt und als der Kaiser die wahre Natur der Gazelle erkennt, wendet er sich gegen den von ihm abgerichteten und nach dieser Maßgabe richtig handelnden Falken – gewissermaßen also gegen sich selbst oder gegen einen Teil von sich.

Es stellt sich die Frage, wofür der rote Falke symbolisch stehen kann. Eine Antwort kennen wir alle, da dieser symbolische Vergleich bis heute in Gebrauch ist: Die Falken und die Tauben, wobei der Falke für Angriffslust steht und die Taube für Friedfertigkeit[41].

Von dort geht die Assoziationskette weiter zu Parzival und den drei Blutstropfen, was ich schon erwähnte (S. 40).

In allgemeinerer Bedeutung steht der Falke für sonnenhaft-männliche Eigenschaften, für das Aufsteigen des Bewusstseins. Aber er gilt auch als Vogel der Jagd und wird schließlich als "Jäger des Hasen" im Christlichen als Symbol für die Überwindung der Wollust (nach REITER). Verbunden mit diesem Symbolgehalt ist immer eine gewisse Aggressivität, was hier noch unterstrichen wird durch die rote Farbe (die Farbe des Mars).

Der Leser sei an dieser Stelle darauf aufmerksam gemacht, dass diese Eigenschaften einschließlich der Aggression zwar gefährlich sein können, aber dennoch erst einmal wertfrei sind. Es kommt immer darauf an, was man damit anfängt.

Verständlich ist, dass der Kaiser, als er die Fee unter der Hülle der Gazelle erblickt, den Falken, der sie attackiert, verscheucht (etwa im Sinne des antiken "Zornes auf den Zorn"), dass er ihm jedoch Steine und Messer nachwirft, kann zu weit gehen, denn der Falke tut ja nichts anderes, als nach seiner Erziehung und nach seiner Art zu handeln.

Man kann durchaus den Falken als Persönlichkeitsanteil des Kaisers sehen. Das würde bedeuten, dass der Kaiser, nachdem er sich des Falken entledigt hat, auch seiner männlich-sonnenhaften Eigenschaft verlustig gegangen ist. Vielleicht ist das der Grund, dass die Kaiserin nicht schwanger ist (zusätzlich zum Nichtvorhandensein des

---

[41] Und doch ist der Taube noch anzusehen, dass sie einmal ein Raubvogel war. Gerade deshalb ist sie so ein starkes Friedenssymbol.

Schattens). Die Vereinigung mit dem Weiblich-Mondhaften, der Hieros gamos, ist so nicht möglich.

Mit anderen Worten hat der Falke auch die Funktion, die Ganzheit zu ermöglichen und zu vermitteln, was tatsächlich seinem überlieferten Symbolgehalt entspricht.

Ohne das Sonnenhafte büßt der Kaiser aber seine seelische Beweglichkeit ein, was letzten Endes zur Versteinerung führt. Er scheint hierfür ein Gefühl zu entwickeln, sonst wäre er nicht fast ein Jahr nach dem Verlust des Falken immer noch auf der Suche nach ihm. Drei Tage hat er noch, als der Falke die Kaiserin besucht und ihr den Talisman zurückbringt, was einiges aufklärt. So beginnt für die Kaiserin, nachdem der Kaiser sich auf die Suche nach dem Falken gemacht hat, die Suche nach einem Schatten.

Vorher schreibt sie aber dem Kaiser noch einen Brief, in dem sie ihm ihre Abwesenheit aus dem blauen Palast erklärt – mit Lügen erklärt – und sie verschließt den Brief mit einem Knoten, den nur der Kaiser selbst zu lösen versteht (im Gegensatz zum Knoten um ihr Herz, den er bisher nicht lösen konnte). Voller Angst um ihren geliebten Gatten beginnt sie zusammen mit der Amme ihre Suche nach einer Person, der sie den Schatten abkaufen / ablisten kann.

Der Schatten ist die notwendige Begleiterscheinung von der seelischen Ganzheit der Frau, der rote Falke für die Ganzheit des Mannes.

Inge SCHILLER

An dieser Stelle wird es Zeit, eine homöopathische Einschätzung der Situation zu versuchen.

Eine Repertorisation der Kaiserin ist völlig unergiebig. Eine Rubrik würde ich auf alle Fälle verwenden: die Abhängigkeit. Abhängig ist sie von der Amme, vom Kaiser, von ihrem Vater, von den Bediensteten. Von der Unfähigkeit, einen Schatten zu werfen, lesen wir verständlicherweise nichts im Repertorium, ebenso wenig wie von der Fähigkeit, sich in ein Tier zu verwandeln. Allenfalls entsprechende Wahnideen könnten treffen, wenn auch nicht ganz ins Schwarze. Aber um Wahnideen handelt es sich ja in dem Märchen gerade nicht. Zu erwähnen ist noch, dass mir die Rubrik "*Liebe - Ehemann; liebt ihren*" äußerst fragwürdig erscheint. Das als Symptom zu bezeichnen, ist ziemlich abenteuerlich. Und dann steht da auch noch ein einziges Mittel: ein kalifornischer Schmetterling.

1	Gemüt - Abhängig von anderen	15
2	Gemüt - Furcht - geschehen; etwas werde - Ehemann nie wieder zurückkommen werde; daß der	5
3	Gemüt - Liebe - Ehemann; liebt ihren	1
4	Allgemeines - Zarte, empfindliche Konstitution	10
5	Gemüt - Eleganz, Anmut	4
6	Gemüt - Hilflosigkeit; Gefühl der	74
7	Gemüt - Beeindrucken, empfänglich für Eindrücke; leicht zu	54
8	Gemüt - Angst - andere, um	40
9	Gemüt - Diktatorisch - spricht in Befehlston	10

	phos.	sil.	ars.	bar-c.	sep.	lyc.	caust.	cocc.	puls.	dulc.
	6/10	5/9	5/7	5/7	5/5	4/8	4/6	3/7	3/7	3/6
1	2	1	1	1	1	-	-	-	3	-
2	-	-	1	1	1	-	1	-	-	-
3	-	-	-	-	-	-	-	-	-	-
4	1	2	-	-	-	2	1	1	-	-
5	-	2	-	-	-	-	-	-	-	-
6	1	2	1	2	1	3	-	-	1	-
7	1	2	2	1	1	1	3	3	3	1

	phos.	sil.	ars.	bar-c.	sep.	lyc.	caust.	cocc.	puls.	dulc.
	6/10	5/9	5/7	5/7	5/5	4/8	4/6	3/7	3/7	3/6
8	3	-	2	2	1	-	1	3	-	2
9	2	-	-	-	-	2	-	-	-	3

Auch die übrigen angegebenen Rubriken sind Notbehelfe. Heraus kommt kein eindeutiges Arzneimittel. Silicea z.B. hat mir zu wenig mit der Carcinosinie zu tun.

Es ist eigentlich auch nicht verwunderlich: Wie sollte es in der Präexistenz überhaupt ein spezifisches Heilmittel geben können? Allenfalls Mittel, die man aus der Erfahrung verordnet, wenn diese Phase zu sehr ausgedehnt erscheint, kommen hier in Frage, etwa Carcinosinum, Kalzium carbonicum, Barium carbonicum, Borax. Man könnte auch an die Fähigkeit der Tierverwandlung denken und annehmen, dass diese bedeutet, sich in zwei Welten aufhalten zu können. Dafür kämen dann die Nachtschattenmittel, allen voran Belladonna, in Frage. Von der Miasmatik her halte ich Belladonna für ein tuberkulinisches Mittel mit starken Verbindungen zur Carcinosinie. Das könnte auf die Kaiserin / Fee zutreffen, das Mittel fehlt aber in der Repertorisation weitgehend. Insgesamt denke ich an Carcinosinum oder an ein Nachtschattenmittel. Oder aber an ein Mittel, welches immer wieder auftritt, von der Miasmatik in erster Linie tuberkulinisch ist, aber auch starke Verbindungen hin zur Carcinosinie hat: Phosphorus. Hier trifft auch das Ätherische, Durchscheinende der Fee zu. Und es steht in der Repertorisation ganz vorn. Letzten Endes halte ich Phosphorus für das wahrscheinlichste Mittel.

An dieser Stelle eine Repertorisation für den Kaiser anzubieten, ist noch schwieriger, denn wir wissen über ihn kaum etwas Persönliches. Was wir kennen, sind die allgemeineren Eigenschaften des Kaisers, seine funktionalen Eigenschaften gewissermaßen. Einerseits ist der Kaiser der Mittelpunkt der Welt, wie uns VON HOFMANNSTHAL in seinem Gedicht über den Kaiser von China selbst deutlich macht.

Andererseits ist er aber in seinem blauen Palast vollkommen zurück-
gezogen von den Menschen – eine Begleiterscheinung der Macht.

1	Gemüt - Abhängig von anderen	15
2	Gemüt - Diktatorisch	61
3	Gemüt - Diktatorisch - Machtliebe	3
4	Gemüt - Entschlossenheit	25
5	Gemüt - Gesellschaft - Abneigung gegen	293
6	Gemüt - Jagen, Jagd - Verlangen, auf die Jagd zu gehen	3
7	Gemüt - Zorn - sich selbst; auf	21

	nux-v.	lyc.	sulph.	phos.	sep.	agar.	ars.	vanil.	heroin.	bar-c.
	6/10	5/9	5/8	4/6	4/6	4/5	4/4	4/4	4/4	3/6
1	1	-	-	2	1	1	1	-	-	1
2	1	3	2	1	1	-	1	1	1	-
3	-	1	-	-	-	-	-	-	-	-
4	3	2	1	2	-	2	-	1	1	2
5	3	2	2	1	3	1	1	1	1	3
6	1	-	1	-	-	-	-	-	-	-
7	1	1	2	-	1	1	1	1	1	-

Neben dem Verlangen, auf die Jagd zu gehen, kommt der Zorn auf
den Falken als persönliche Eigenschaft hinzu. Man kann diese Eigenschaft durchaus als Zorn auf sich selbst bzw. als Zorn auf den Zorn
bezeichnen. Dieser hat zwei Seiten: Zum einen ist er zornig auf seinen

Falken /seine Falken-Seite, weil dadurch die Fee hätte verletzt/getötet werden können. Zum anderen will er aber auch den Falken zurück, nachdem er ihn hart attackiert hatte. Man könnte hier auch die Rubrik "*Reue*" verwenden, ich bin mir aber nicht sicher, ob der Kaiser dieses Gefühl bewusst empfinden kann oder ob für ihn immer jemand anders verantwortlich sein muss.

Eigentlich sollte man vermuten, dass jemand, für den Nux vomica, Lycopodium oder Sulphur als geeignet erscheinen, der ouroborischen Abhängigkeit entwachsen ist. Es handelt sich auch gewiss nicht mehr um die mütterliche Abhängigkeit im Sinne des Nahrungs-Ouroboros. Immerhin könnte der Kaiser mit seiner Jagdleidenschaft selbst für Nahrung (zum Beißen) sorgen.

Aber man kann eine andere Art von Abhängigkeit im Arzneimittelbild von Nux vomica erkennen: eine Abhängigkeit (zumeist) vom Vater, die nach endlicher Anerkennung durch ihn heischt. Zwar erfahren wir über den Vater des Kaisers nichts, aber er wird sich in der Funktion als Kaiser ganz gewiss manifestieren, mit der Frage (ob nun ausgesprochen oder nicht): "Kannst du meinen Ansprüchen genügen?" Und einem wahrscheinlichen Anspruch des Vaters genügt der Kaiser bisher sicher nicht: Er hat keine Kinder. So ist er letztendlich durchaus in einer ähnlichen Situation wie die Fee. Er ist nicht frei, sondern abhängig.

Ich wähle hier Nux vomica, denke aber durchaus auch an Lycopodium und Sulphur. Und an Ferrum, das aber eher aus assoziativ-symbolischen Gründen

Nach diesen einleitenden Sätzen zum Ausgangspunkt, die manches vorweggenommen haben, was noch detaillierter beschrieben werden muss, möchte ich mich der Chronologie der Geschichte zuwenden. Sie beginnt gegen morgen, der Kaiser, die Kaiserin und ihre Amme sind im blauen Palast und der Kaiser ist gerade im Begriff, sich seiner Lieblingsbeschäftigung zu widmen: Er reitet aus zur Jagd (und zur Suche nach seinem Falken). Hierzu umwickelt er die Hufe des Pferdes, damit seine Frau nicht durch die Geräusche, die durch Unterlassung dieser Prozedur entstünden, geweckt und gestört würde.

Man kann in diesem merkwürdigen Verfahren Verschiedenes sehen. Zum einen könnte es sich um ein hohes Maß an Rücksichtnahme handeln. Er will seine Frau einfach nicht wecken. Damit kann sich aber eine zweite Bedeutung verbinden: Er möchte einer

Auseinandersetzung aus dem Wege gehen, denn die Fee möchte ganz sicher nicht, dass er sie schon wieder verlässt. Denn die Tage über ist sie völlig allein – mit ihrer Amme.

Aber:

> *Immerhin hatte er noch keine einzige Nacht des Jahres, dessen zwölfter Monat eben zu Ende gegangen war, bei seiner Frau zu verbringen versäumt.*

Und dennoch ist seine Frau nicht schwanger (denn sie ist noch kein Mensch).

Einfach nur die Nacht (jede Nacht) bei der Fee zu verbringen, scheint nicht zu genügen, denn das kann die erste Begegnung der beiden nicht wiederholen, die die Fee wie folgt beschreibt:

> *Nie ... ist einer Frau ein herrlicherer Anblick zuteil geworden als auf dem Antlitz meines Liebsten der jähe Übergang von der tödlichen Drohung des Jägers zu der sanften Beseligung des Liebenden. Ach und nur einmal und nie wieder bin ich so die seinige geworden und soll nie wieder sein Gesicht so übergehen sehen ... Er hat mir zugeschworen, daß kein sterblicher Mensch, wie er, ein Glück von solcher jähen Stärke nicht öfter als einmal im Leben ertragen könne.*

Es scheint so, dass sich der Kaiser im Kontakt mit seiner Frau distanziert, eben um dieses Glück nicht noch einmal ertragen zu müssen.

Es kann sein, dass er zwar durch Schönheit und Anmut affiziert werden kann, dass er aber den Aufbau einer tragfähigen Beziehung noch nicht vermag. Wird dieser Wunsch an ihn herangetragen, kann er ihn nicht erfüllen, sondern verschwindet (körperlich wie emotional). Er wird als Mensch unerreichbar (zu Stein!).

Mit anderen Worten muss man bei der angedrohten Strafe nicht nur von einem von außen kommenden Fluch reden, sondern auch von etwas, was aus dem Kaiser selbst und seinem Verhalten resultiert. Dabei ist die Bestrafung (Selbst-Bestrafung) nichts weiter als die übersteigerte Verfehlung selbst. Das würde zu LAING passen. Und es würde bedeuten, dass auch der Kaiser ein schwach entwickeltes Ich / Selbst-System hat, denn sonst bräuchte er einen solchen ultimativen Schutz nicht.

In dieser Situation erhält die Kaiserin den Talisman zurück und erfährt die schreckliche Botschaft – jetzt, wo sie selbst kaum noch etwas machen kann. Sie braucht die Hilfe der Amme, und auch damit wird es nicht einfach werden...

Das bedeutet auch, dass die bereits in der Repertorisation sich zeigende Abhängigkeit von anderen bestätigt wird. Hierfür kommt Phosphorus in Betracht, aber auch Pulsatilla (einziges Mittel im dritten Grad[42]) und eine Reihe weiterer Mittel.

Carcinosinum ist nicht darunter. Dennoch sehe ich diese Thematik von Abhängigkeit und Autonomie als für die Carcinosinie typisch an.

Die Amme und die Kaiserin machen sich also auf die Suche nach dem Schatten und der Kaiser auf die Suche nach seinem roten Falken. Beides geschieht parallel, muss aber hier nacheinander abgehandelt werden.

Die zwei Wanderer ohne Schatten

Diese Überschrift habe ich im Anklang an NIETZSCHE "Der Wanderer und sein Schatten" formuliert.

Die Ähnlichkeit ist zunächst eine formale und oberflächliche. Auf der einen Seite spricht ein Schatten mit seinem "Besitzer", auf der anderen Seite machen sich zwei Wesen ohne Schatten[43] auf, einen Schatten zu finden (einen nur: für die Kaiserin, denn die Amme ist nicht interessiert, selbst einen Schatten zu erwerben – oder hat sie bereits einen?). Wir werden aber sehen, dass dieser oberflächlichen Seite eine tiefere entsprechen könnte.

Es ist durchaus wahrscheinlich, dass neben anderen Werken auch in der Erzählung "Die Frau ohne Schatten" die Kenntnis der NIETZSCHE-schen Werke Einfluss auf VON HOFMANNSTHAL genommen hat. SZABÓ

---

[42] Mit Pulsatilla für die Kaiserin hätten wir so eine Art "Beziehungsklassiker" vor uns: Er entspricht Nux vomica und sie Pulsatilla. Auch wenn das nicht unserem heutigen Beziehungsideal entspricht; es kann funktionieren. Aber ich denke, dass Pulsatilla für die Fee nicht gut passt.

[43] Es wird nicht ausdrücklich gesagt, dass die Amme ebenfalls keinen Schatten besitzt, als Bewohnerin des Geisterreiches ist das aber wahrscheinlich. Andererseits ist, wie wir es kennen, die Funktion der Amme daran geknüpft, dass sie geboren hat, also einen Schatten besitzen müsste. Da wir über die Verhältnisse im Geisterreich zu wenig wissen, ist das alles reine Spekulation und zudem für unsere kleine Untersuchung nicht sonderlich relevant.

legt das nahe, berücksichtigend, dass dieser Einfluss eher als ein hintergründiger zu bezeichnen sei und das direkte Auftreten von NIETZSCHEschen Gedanken oder gar Formulierungen bei HOFMANNSTHAL eher selten ist.

Wir werden in diesem Zusammenhang neben NIETZSCHE aber auch von FREUD und JUNG sprechen müssen.

Was ist der Schatten für diese drei?

FREUDs Gebrauch des Begriffs unterscheidet sich in weiten Strecken kaum vom Alltagsgebrauch, etwa wenn er im "Fall einer Zwangsneurose" davon spricht, dass sich die Begebenheiten aus den ersten Kinderjahren schattenhaft in Träumen anzeigen oder wenn er im "Mann Moses" von den schattenhaften Nachfolgern Ikhnatons schreibt oder auch in "Der Untergang des Ödipuskomplexes" ausführt, dass die entsprechenden Einsichten beim Mädchen unbefriedigend, lücken- und schattenhaft sind.

Es drängt sich förmlich auf, den spezifischeren Gebrauch des Begriffes bei FREUD in Beziehung zu seinem Begriff des Unbewussten zu setzen. Und in der Tat gibt es Anhaltspunkte dafür. So vergleicht er in der "Traumdeutung" die verdrängten Wünsche, aus denen sich ja nach ihm das Unbewusste bildet, mit den Schatten, die in der Odyssee für einen kurzen Moment aus dem Reich des Hades aufsteigen. Und in "Das Unheimliche" spricht er (RANK zitierend) von den Beziehungen der literarischen Figur des Doppelgängers zum Spiegel- und Schattenbild.

Für unsere Untersuchung am wichtigsten ist aber die Formulierung, die er in "Trauer und Melancholie" gebraucht und die besagt, dass der Schatten des Objekts auf das Ich fällt und es somit gleichzeitig zum Objekt- und Ich-Verlust käme.

So wäre aus unserer Sicht irgendwie der Schatten das verbindende Glied zwischen Ich und Objekt. Gibt es dieses Bindeglied nicht, entspricht dem sowohl eine Ich-Defizienz[44] als auch eine

---

44 Oder das Ich ist zwar vorhanden, aber in einer seiner Funktionen schwach. Davon kann zum einen die Abgrenzungsfunktion betroffen sein, so dass das Ich anderen hilflos ausgeliefert ist und versucht, jedem Wunsch zu entsprechen (homöopathisch Magnesium muriaticum oder auch Carcinosinum oder Phosphorus). Oder aber die Kontaktfunktion ist beeinträchtigt, was bis zum vollkommenen Rückzug des Ichs in der Petrifikation führen kann (homöopathisch Thuja, Rhus toxicodendron, vielleicht Natrium muriaticum – siehe Lots Familie)

Beziehungsunfähigkeit (wenn wir voraussetzen, dass Beziehung zu einem Objekt geschieht, was FREUD wohl unterschrieben hätte)[45].

Nach C.G. JUNG verstehen wir unter dem Schatten eines Menschen jene Persönlichkeitszüge, die auf gar keinen Fall offen vor der Welt daliegen und gesehen werden sollen. Tun sie es doch, verliert der Betreffende zumindest vorübergehend das Gesicht, was bei den meisten Menschen mit Scham und Angst verbunden ist.

Das erscheint auf den ersten Blick als dem FREUDschen Unbewussten recht ähnlich. Es gibt aber bedeutende Unterschiede. Der Schatten ist bei JUNG die erste und bewusstseinsnächste Stufe des Unbewussten, auf der noch weitere und tiefere folgen. Und: Je tiefer, desto kollektiver und weniger individuell wird das Unbewusste.

Und schließlich handelt es sich beim FREUDschen Unbewussten um einen Hexenkessel, um einen Schlammpfuhl, der ausgetrocknet werden muss (wie die Zuidersee), gipfelnd in der Aussage "Wo Es war, soll Ich werden[46]. Bei JUNG hingegen ist das Unbewusste und ist auch der Schatten eine Quelle, aus der wir zu unserem Vorteil schöpfen können, denn wir brauchen beides: die apollinische Helle des Bewusstseins und die Feuchte und Dämmerung (nicht unbedingt die Nacht) des dionysischen Unbewussten. Womit wir bei NIETZSCHE wären.

Der Schatten spricht zum Wanderer und der Wanderer zum Schatten.

> Der Schatten: *Und ich hasse dasselbe, was du hassest: die Nacht; ich liebe die Menschen, weil sie Lichtjünger sind und freue mich des Leuchtens, das in ihrem Auge ist, wenn sie erkennen und entdecken, die unermüdlichen Erkenner und Entdecker. Jener Schatten, welchen alle Dinge zeigen, wenn*

---

45 An dieser Stelle soll die Frage aufgeworfen werden, was denn Beziehung ist und in welcher Relation sie zur Liebe steht. Vielleicht wäre ein Dreischritt denkbar von dem "Ungewiesen seinen Weg finden" zu Beziehung und schließlich zu Liebe. Das Nichtvorhandensein eines Schattens macht die letzten beiden Varianten unmöglich, der Verlust des Talismans auch die erste. Wer des (kollektiven) magischen Ichs verlustig geht, ohne ein personales Ich zu entwickeln, hat es wirklich schwer.
46 Der Einfachheit halber sind wir hier vom Begriff des Unbewussten zum Begriff des Es gewechselt, was zwar eigentlich nicht erlaubt ist, weil es sich um zwei unterschiedliche Modelle FREUDs handelt. Bei dem, was hier zur Frage steht, scheint es aber doch im Groben berechtigt.

*der Sonnenschein der Erkenntnis auf sie fällt, jener Schatten
bin ich auch.*

In der Tat: Schön ist es, bei aller Erkenntnis zu wissen, dass es noch
viele Dinge gibt, die im Schatten bleiben (und immer geben wird, so-
lange wir den Schatten nicht abschneiden). Das Gegenteil, der
Glaube, alles zu wissen und nichts im Schatten lassen zu können, ist
eine blasphemische Selbstüberhöhung und nicht schön. Schlimmer
noch: Es ist langweilig.

Wenn wir uns an die zweite, biblische Bedeutung des Wortes "erkennen" erinnern: "Er erkannte sein Weib" (bzw. "sie erkannte ihren
Mann", was meines Wissens so nicht in der Bibel steht), dann wird
klar, dass auch dieses Erkennen an den Schatten gebunden ist[47].
Auch hier verbirgt der Schatten Dinge, die das Leben und Lieben
nicht nur interessant machen, sondern irgendwie erst ermöglichen.
Auch hier verbindet eigentlich der Schatten und nicht das helle Son-
nenlicht.

Jetzt wird auch etwas klarer, was der Schatten mit der Schwangerschaft zu tun hat. Auch die Schwangerschaft verbirgt etwas. Es entsteht etwas, etwas anderes. Nur im Schatten kann es wachsen (so wie
auch das Kind schließlich zum Wachsen seine Schattenplätze
braucht, an denen es nicht den gleißenden Blicken des elterlichen Bewusstseins ausgesetzt ist).

Wenn man ihn nicht selbst bilden kann, gilt es, einen Schatten zu erwerben, aus allen diesen hier angesprochenen Gründen (und vermut-
lich sind derer noch mehr). Den Schatten kann man nicht stehlen,
man muss ihn anders erwerben, man braucht das Einverständnis des
bisherigen "Besitzers".

Und so begeben sich Kaiserin und Amme in den *Abgrund der Men-
schenwelt*, zu den Armen[48], in das Haus des Färbers Barak und seiner
schönen jungen Frau.

---

[47] Erinnert sei auch an SCHELLING mit seiner Formulierung, dass alles Leben auf ei-
nem dunklen Grunde beruht, der gleichzeitig der Grund der Erkenntnis ist. Leben ist
Sein, etwas anderes als Erkennen. Und doch beruhen beide auf dem gleichen dunklen
Grund.

[48] Hier herrscht zwar Armut, aber zu den Ärmsten der Armen gehören Barak und
seine Frau noch nicht. Das sind die Kesselflicker, Lumpensammler und Fallensteller.
Das ist deshalb wichtig, weil so die Frage, ob man ein Kind haben möchte, überhaupt
erst im Raum steht und bewusst beantwortet werden kann, wenn man nicht zu den

Die Frage ist, wonach sie suchen bzw. nach wem. Welche Voraussetzungen muss jemand erfüllen, um seinen Schatten wegzugeben? Entweder er ist ihm gleichgültig oder er bzw. sie möchte ihn aktiv loswerden.

Aber man kann wohl kaum wahllos jede Frau ansprechen und fragen, ob und unter welchen Bedingungen sie ihren Schatten hergeben würde. Man muss also nach äußeren Zeichen zumindest eine Vorauswahl treffen. Das geschieht durch die Amme, denn die Kaiserin hat wohl durch ihr bisheriges Leben kaum Erfahrung erworben, eine solche Auswahl zu treffen.

> *Die Alte war stehengeblieben vor einem niedrigen Haus unter den Häusern der Färber und horchte auf die Stimmen von Streitenden, die aus dem Inneren drangen. Mehrere Männerstimmen ließen sich aufgebracht vernehmen, die Stimme einer noch jungen Frau erwiderte ihnen böse und herrisch; dann mischte sich eine andere Männerstimme ein von tiefem, gelassenen Klang, die anscheinend zum Frieden redete.*

Die erste Begegnung mit der Färbersfrau erfolgt also über ihre Stimme, die sich keifend und böse und herrisch erhebt im Streit mit ihrem Mann Barak. Und anschließend zeigt sich eine junge Frau mit einem hübschen, aber unzufriedenen Gesicht auf der Erde sitzend und mit festgeschlossenem Mund beharrlich an Barak vorüber ins Leere schauend. Der Kaiserin erscheint sie *böse und gemein*, Barak hingegen *abschreckend häßlich*. Barak verlässt das Haus zur Arbeit.

> *Als sich die Frau allein fand, stand sie sogleich auf, Sie ging träge durchs Zimmer und stieß mit schleppendem Fuß einen alten Steinmörser um, der auf der Erde stand und das Gestoßene ergoß sich auf den fleckigen Boden. Sie bückte sich halb es aufzusammeln, aber mit einem verächtlichen Zucken ihrer Lippen ließ sie es sein. Sie ging auf ihr und des Färbers niedriges Lager zu, das in der hintersten Ecke an der Ziegelmauer aus ein paar alten Kissen und Decken zugerichtet war*

Allerärmsten gehört. Bei den allerärmsten gibt es auch Kinder. Solche, die dem Hofhund zum Reinigen durch Abschlecken übergeben werden, solche, um die sich sonst niemand kümmern kann.

und brachte es in Ordnung, indem sie, was schief lag, mit dem Fuß gerade stieß.

So viel Symbolik – ein Steinmörser, der in seiner runden Form mit einer Gebärmutter verglichen werden kann als Symbol für Weiblichkeit und Mütterlichkeit und auf der anderen Seite das Gegenstück, der Stößel (hier nicht erwähnt), der wohl hinsichtlich seiner Symbolik kaum einen Zweifel zulässt. Das Gestoßene, das auf dem Boden liegt lässt an Onan denken, also an Schwangerschaftsverhütung womit der Inhalt des Mörsers zum Symbol für die ungeborenen Kinder wird[49].

Mit der Behandlung des ehelichen Bettes sind wir dann im direkten Ausdruck, der des Symbols nicht mehr bedarf.

Und die Haushalts-Arbeit liegt ihr auch nicht unbedingt.

Aber es handelt sich um eine junge und hübsche Frau:

Ihre Hände strichen seitlich an ihrem Leib herab, und als sie die Schlankheit ihrer Hüften fühlte, lächelte sie unwillkürlich.

Wir können uns vorstellen, dass sie sich gern im Spiegel betrachten würde, aber sie besitzt keinen.

Bereits an dieser Stelle ist eine erste Repertorisation möglich, denn vieles ist schon gesagt. Es drängt sich aber schon ohne Repertorisation Sepia fast auf. Die Streitsucht, die Unzufriedenheit, die Verhärtung, das Ablehnen von Sexualität und Schwangerschaft, die Launenhaftigkeit und Boshaftigkeit sprechen stark dafür, was sich auch in der Repertorisation zeigt.

1	Gemüt - Hochmütig, arrogant	77
2	Gemüt - Boshaft	127
3	Gemüt - Streitsüchtig	193

---

[49] Wobei diese Art der Verhütung allerdings im biblischen Beispiel vom Mann ausgeht, hier aber von der Frau, denn Barak möchte Kinder.

4	Gemüt - Unzufrieden	214
5	Weibliche Genitalien - Sterilität	107
6	Gemüt - Berührtwerden - Abneigung berührt zu werden - sexuell berührt zu werden	1
7	Gemüt - Abneigung - Ehemann; gegen ihren	17
8	Gemüt - Faulheit - Hausarbeit; Abneigung gegen ihre gewohnte	11

	sep.	nat-m.	kali-c.	hyos.	aur.	nat-c.	plat.	sulph.	nux-v.	lach.
	7/13	6/11	6/8	5/12	5/11	5/11	5/11	5/11	5/10	5/9
1	-	1	1	2	1	-	4	3	1	2
2	1	1	1	2	2	2	1	1	3	2
3	2	2	2	4	3	2	2	3	3	2
4	2	3	2	2	2	2	2	3	2	1
5	3	3	1	2	3	3	2	1	1	2
6	1	-	-	-	-	-	-	-	-	-
7	3	1	1	-	-	2	-	-	-	-
8	1	-	-	-	-	-	-	-	-	-

Zwischenstück: Sepia und der Rückzug von Rollenerwartungen

Zwar erscheint an dieser Stelle das Sepia-Bild sehr deutlich, wir sollten uns aber darüber klar sein, was wir eigentlich tun, wenn wir die Frau des Färbers Sepia zuordnen. Wir deuten eine Gestalt aus einem 100 Jahre alten Märchen mit homöopathischen Kriterien, die noch älter sind. Tatsächlich ist es möglich und auch sinnvoll, sich dergestalt in der Zeit zurückzubewegen, es stellt sich aber bei jedem Deutungsversuch auch die Frage, was das denn für uns Heutige bedeutet.

Zentral ist bei Sepia in der Tat – damals wie heute – der Rückzug von Rollenerwartungen. Es stellt sich aber die Frage, ob dieser Rückzug selbst schon der kranken Sepia entspricht oder ob diese Krankheit durch die dadurch entstehenden Konflikte verursacht wird. Vielleicht ist beides der Fall und wir könnten je nachdem eine kranke und eine gesunde Sepia unterscheiden.

Es ist nämlich (heute) möglich, auf die Mutterschaft zu verzichten und dennoch ein erfülltes Leben zu haben. Es ist leicht möglich und erlaubt, die Empfängnis zu verhüten und es ist sogar möglich und zwar nicht erlaubt, aber immerhin straffrei gestellt, eine Schwangerschaft zu beenden. Auch wenn nicht alles davon von allen uneingeschränkt befürwortet wird – das ist die Welt, in der wir leben und sie macht diesen Rückzug von Rollenerwartungen unproblematischer. "Abneigung gegen Hausarbeit" heute als Symptom zu verwenden, erscheint schon ziemlich schwierig, denn wer hätte die nicht und wer könnte (das nötige Kleingeld vorausgesetzt) nicht diese ungeliebte Aufgabe delegieren...?

Und wenn es zur dauerhaften Abneigung gegen den Ehemann kommt, kann man eine Paartherapie machen oder sich notfalls scheiden lassen, ohne dass das einen bleibenden Makel bedeutet. Und man muss ja nicht einmal mehr heiraten!

Auch wenn manches von diesen Veränderungen nicht jedem gefallen mag (die Frage der variablen geschlechtlichen Identität haben wir ja hier noch nicht einmal berührt), wer wollte im Ernst diesem alten Frauenbild der alten Homöopathen entsprechen, wo der Rückzug von Rollenerwartungen als böse angesehen wurde?

Was bleibt also vom alten Sepia-Bild? Es bleibt fast das Gegenteil dieses Bildes, nämlich eine hohe Autonomie und eine große Liebesfähigkeit. Und es bleibt der zentrale Auslöser des kranken Sepia-Bildes: die Verletzung der Weiblichkeit. Auch bei der Frau des Färbers ist das so, denn eigentlich findet sie sich schön und begehrenswert und ist es auch.

Was ist geschehen? Sie ist – wie auch immer – in eine Situation geraten, in der sich all dieses Positive nicht entfalten kann. Schade, denn daraus kann Enttäuschung, Leere und Bosheit entstehen. Es ist nicht nur der Färber selbst, dem wir hier die Schuld zusprechen wollen (wofür wir gar nicht berechtigt wären), es sind die allgemeinen Lebensumstände. Diese werden eindringlich beschrieben und zusätzlich durch die drei Brüder des Färbers symbolisiert.

REUCHER schreibt dazu:

> *Das Geschick, das diese betroffen hatte, verdeutlicht die unerlöste Situation des Menschen in aller Schärfe. Dem einen hatte ein Büttel ein Auge ausgeschlagen, sein Leiden gibt Zeugnis von der Gewaltsamkeit und Disharmonie der sozialen und politischen menschlichen Ordnung; dem zweiten war durch eine Ölmühle ein Arm ausgerissen worden, der Fluch der menschlichen Arbeit findet in ihm seinen sichtbaren Ausdruck; dem dritten endlich trat ein Kamel den Rücken krumm, mit der Verbildung seines Leibes muss er die Unterjochung der Kreatur durch den Menschen bezahlen: das in seiner natürlichen Ordnung gestörte Leben schlägt zurück.*

Wie sollte in einer solchen Lebenssituation ein Leben in Harmonie möglich sein, zumal diese drei Brüder auch noch gegen die Frau des Färbers aufgebracht sind:

> *Hochmut und Bosheit, ein pestgleiches Übel und darum bleibt sie unfruchtbar.*

Versuchen diese Brüder, mit ihrer eigenen Problematik umzugehen, indem sie andere noch kleiner machen?
Und handelt es sich tatsächlich um Unfruchtbarkeit als Schicksal oder gar Strafe oder, wie von uns vermutet, als Wahl der Färbersfrau selbst?

Ende des Zwischenstückes

Von großer Harmonie hat die Kaiserin fast schon zu viel erfahren. Eine Begegnung dieser beiden Frauen muss also zwangsläufig konfliktbeladen sein.

Zuvor seien aber noch ein paar Worte zu der Amme gesagt. Unmittelbar nachdem Barak gegangen ist, betreten Amme und Kaiserin das

Haus. Die Kaiserin hält sich zurück und überlässt der Amme das Reden.

> *Als die Frau über die Schwelle, an der selten ein fremdes Gesicht erschien, eine alte Person, die einer schwarz-weißen Elster glich, und eine junge Stolpernde eilfertig eintreten sah, mußte sie laut auflachen wie ein Kind und vermochte mit Lachen lange nicht aufzuhören, indessen die Amme in einem augenblicklichen Wortschwall, womit sie sich einführte, alles geschickt zu wenden und zu nutzen wußte.*

"*Lachen – unwillkürlich*" enthält übrigens Sepia, bei nur 14 Mitteln. Was ist es, worüber die Frau des Färbers unwillkürlich lachen muss? Es ist in erster Linie die (Ver-) Kleidung (insbesondere der Amme), die aus schwarzen und weißen Flicken besteht. Das verleiht der Amme das Aussehen einer Elster. Als Elster führt sich die Amme also in die Welt der Menschen ein. Man ist an dieser Stelle erinnert an das Elsterngleichnis, das WOLFRAM an den Anfang seines "Parzival" gesetzt hat und in dem es um die verschiedenen und auch gegensätzlichen Möglichkeiten des Menschen geht.

Die Kleidung der Amme wird noch mit einem weiteren Tiervergleich beschrieben. Sie sehe aus wie eine Schlange, sagt sie zu sich selbst.
Eine in der Homöopathie bekannte schwarz-weiße Schlange ist Hydrophis cyanocinctus, allerdings ist das ein recht kleines Mittel.
Zumeist schwarz-weiß bzw. hell- und dunkelgrau (wenn auch mit großen Variationen) ist auch die Kreuzotter, Vipera berus. Hier finden wir Symptome, die auf den ersten Blick nur zum Teil zu passen scheinen, *wie wilde, ungezügelte sexuelle Erregung, Verführung zum Fremdgehen, Alles, was verboten ist, wird zur Versuchung, Hass und Rache, Raserei und Zorn, Eifersucht* (MASTER).
Zunächst einmal wäre zu sagen, dass es sich hier wahrscheinlich nicht um Symptome der Amme selbst handelt, sondern eher um von der Färbersfrau übertragene Gefühle. Aber auch da stimmt zunächst nur der Schluss. Wir werden aber noch sehen, dass auch ihre Reaktion auf Verführungssituationen gut zur Färberin passen.
Und natürlich muss man bei der Schwarz-Weiß-Streifung auch an die Sepia selbst denken (auch wenn diese natürlich keine Schlange ist).

Und weiterhin wäre an die Fähigkeit der Sepia zu denken, ihre Farbe zu wechseln – und es handelt sich um die Frau eines Färbers!

Die Kaiserin ist beim Betreten des Hauses so aufgeregt und verunsichert, dass sie stolpert und scharlachrote Farbe aus einem Kessel verspritzt, auch auf sich selbst. Das ist natürlich ein Symbol des Blutes (siehe etwa Rotkäppchen). Womöglich ist hier der erste Schritt hin zur Existenz als Frau getan. Oder man kann in einem weiteren Sinne hierin ein Symbol sehen für das Hinübertreten in das emotionale, triebhafte menschliche Leben, das die Färbersfrau als Pendant zur Kaiserin repräsentiert.

Zu bemerken ist weiterhin, dass durch Schwarz, Weiß und Rot der alchimische Prozess hin zum Gold symbolisiert wird (das Goldene Wasser des Lebens wird ja auch noch auftreten). Auch diese Symbolik finden wir sehr deutlich im "Parzival" wieder.

In einer vorläufigen Zusammenfassung der homöopathischen Aspekte können tatsächlich kaum Zweifel bestehen, dass Sepia das für die Färbersfrau wahrscheinlichste Mittel ist.In der zweiten Reihe stehen Mittel wie Natrium muriaticum, Natrium carbonicum, Platin und Aurum sowie an zehnter Stelle Lachesis.

Rein rechnerisch nimmt Natrium muriaticum hier die zweite Stelle nach Sepia ein (und Natrium muriaticum muss in der Praxis tatsächlich oft von Sepia differenziert werden). Da wäre zum einen die wichtige Rubrik, die in der Abneigung, sexuell berührt zu werden, besteht. Sie enthält nur Sepia. Wichtig ist aber auch das, was Natrium muriaticum bzw. Sepia im Gegenüber auslösen. Wir selbst spüren oft, wenn wir einem Natrium-muriaticum-Menschen gegenüberstehen, Sympathie und Mitgefühl (wobei der Natrium-muriaticum-Mensch häufig eben das ablehnt). Die Haltung der Kaiserin gegenüber der Färbersfrau ist aber eine ganz andere. Sie empfindet stark das Bedrohliche und Böse, das Sepia (die kranke Sepia) tatsächlich ausstrahlen kann.

Den Hochmut finden wir natürlich in Platin und Lachesis wieder, die Verzweiflung in Aurum (wobei hier die passendste Unterrubrik "*Verzweiflung – Existenz, über seine elende*" Aurum nicht enthält[50],

---

[50] Ich halte allerdings Aurum für ein in dieser Rubrik unbedingt zu ergänzendes Mittel.

sondern lediglich zwei Mittel: Carcinosinum im ersten Grad und wiederum Sepia im zweiten).

Ein Mittel bildet sich zwar in der Repertorisation nicht ab, wir halten es aber dennoch für eine wichtige Mittelalternative zu Sepia: Lilium tigrinum. Für die Begründung dieser Meinung müssen wir jedoch erst einmal im Gang der Handlung etwas weiter fortschreiten.

Das Geschäft mit der Färbersfrau

Es geht immer noch um den Erwerb eines Schattens durch die Kaiserin (auch wenn wir als Leser bereits ahnen, dass es um weit mehr geht).

Die Amme unterbreitet der Färberin in einem verführerischen Wortschwall ein entsprechendes Angebot:

Sie verspricht der Färbersfrau ein Leben in vermeintlichem Glück und ohne die Unbill der Ärmlichkeit, wenn sie ihren Schatten hergibt. Mit Schmeicheleien versucht die Amme die Frau zu überzeugen, dass sie auf ihre Mutterschaft verzichten möge. Eine rasch geputzte Hütte

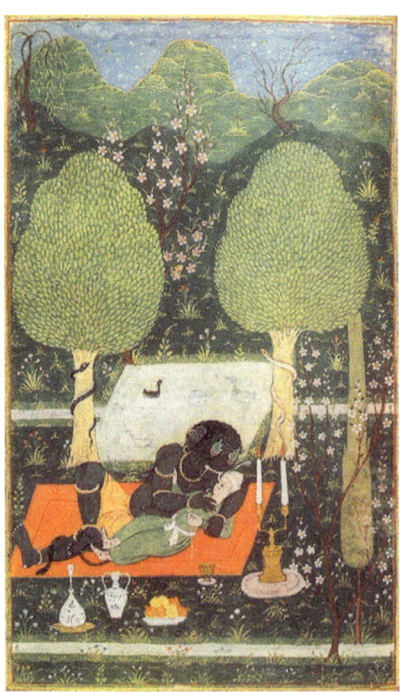

und ein von der Amme gezaubertes Essen wirken überzeugend auf die unzufriedene junge Frau. In einem symbolischen Akt wird das Bett der Eheleute getrennt. Die Fische in der Pfanne klagen das Leid der ungeborenen Kinder, nur die Kaiserin scheint dies zu hören und ist tief betroffen. Doch die Amme agiert eifrig weiter zur Verwunderung der Kaiserin.

Barak erduldet in liebevoller Einfalt alle Stimmungsschwankungen seiner Frau, ja sie nähren sogar seine Hoffnung auf eine eventuelle Schwangerschaft. Die Amme jedoch arbeitet weiter ohne Skrupel auf ihr Ziel hin.

Die Überredungskünste erreichen ihren Höhepunkt in einem vorgegaukelten Liebhaber, der nach

70

einer kurzen vermeintlichen Begegnung mit der Färbersfrau sich nach dieser verzehren würde. Nach kurzem Bedenken kommt es zunächst zu einem ablehnendem Verhalten der Färbersfrau.

Die Begehren sind einander gleich auf dieser Welt und ihr Begehren ekelt mir ...

Aber schließlich gelingt es der Amme doch, den *Duft der Sehnsucht* in der jungen Frau zu wecken. Und so zaubert sie einen schönen Jüngling aus der Geisterwelt in die Hütte. Es ist ein Efrit[51] – diese können beliebige Gestalt annehmen, um die Menschen anzulocken und zu überlisten. Ein schöner junger Mann – aber seine Gesichtszüge sind voller unbezähmbarer Gier und tierhafter Heftigkeit. Der Kaiserin schaudert es und sie kann diesen Anblick nicht ertragen! Ja, sogar Hass und Verachtung durchbeben sie. Und als die Färbersfrau

---

[51] Die Efriten stammen aus der arabischen Welt. Es handelt sich um Wesen, die vor dem Menschen erschaffen wurden – direkt aus dem Atem Allahs und nicht aus der Erde wie der Mensch. Sie halten sich deshalb den Menschen gegenüber überlegen und weigerten sich, Allahs Befehl zu gehorchen, sich vor dem Menschen, der neueren Schöpfung Allahs, niederzuwerfen. Die entsprechende biblische Wurzel sind unter "Das Leben Adams und Evas" zusammengefasste Schriften, die jedoch keine Aufnahme in den biblischen Kanon fanden. Auch hier weigert sich Luzifer, den neu geschaffenen Menschen anzubeten. Literarisch verarbeitet hat das dann MILTON ("Paradies lost"). So wie der oberste der gefallenen Engel Luzifer ist, kann man Iblis im Arabischen als den obersten Efriten auffassen. In diesem Moment sind wir gleichzeitig auch wieder mitten in der Symbolik der Schlange. Verführung ist hier ein zentrales Wort, aber auch Zweifel, wie ihn ja die Färbersfrau deutlich zeigt. KUCKARTZ deutet den Efriten wohl als das Prinzip des Bösen, aber als das Böse im GOETHEschen Sinne, das letztlich das Gute schaffen muss. Zu weit geht unseres Erachtens die Deutung REUCHERS, nach der der Efrit schließlich das *grinsende Nichts* verkörpert. Zu Efrit und der Kaiserin bei REUCHER:

> *Beide sind von Natur aus Kinder der Mondgöttin, die eine als Vision eines schönen und erfüllten Lebens in den Träumen der Menschen, und in den Worten der Dichter lebend, der andere das vernichtungslüsterne Gespenst, die Kaiserin gezeugt aus der Verbindung des göttlichen Geistes mit der Idee der Natur, der Efrit Kind der verfluchten Natur und der ungebändigten feurigen Kraft des Elementaren.*

Diese eindimensionale Polarität erscheint mir zu einfach und so auch bei HOFMANNSTHAL nicht nachweisbar. Man denke womöglich eher an GOETHE, wie bereits zitiert und wie er in seinem Luzifer-Mythos im achten Buch von "Dichtung und Wahrheit" ausführt, wo Luzifer nicht (oder nicht nur) zerstörende, sondern (auch) schaffende Kraft ist.

erschrocken und ängstlich den Eindringling abwehrt, empfindet die Kaiserin Mitgefühl und bittet die Amme, dieser Frau zu helfen. Doch Empathie und gar Mitleid der Kaiserin mit der Färbersfrau ("...*Nein, nicht dies*", *rief die Kaiserin dicht am Ohr der Alten... "Verlocke sie mit Schätzen... gib ihr was sie will, nicht dies...*") sind für die Amme nicht akzeptabel. Sie verkuppelt weiter und hat sogar Freude daran, wähnt sie sich doch kurz vor dem Ziel.Die Zweifel der Färbersfrau kann sie zerstreuen und zunehmend lässt sich diese auf den Efrit ein. Die Situation spitzt sich zu. Der Efrit will die Färbersfrau mit sich ziehen. Doch in diesem Moment versperrt die Kaiserin ihm den Weg. *Ihr Mut war dem seinen gleich* ... und sie legt beide Arme um die Frau, um sie zu halten und vor dem Wüstling zu retten:

> *...ein Grauen fasste sie, nicht für sich selber, sondern in der Seele der Färberin, dass diese in den Armen eines solchen Dämons liegen und ihren Atem mit dem seinen vermischen sollte. ... in ihr rief es mit Inbrunst nach dem Färber Barak...*

Und ihr inneres Rufen wird gehört – der Efrit entwischt, denn Barak kommt nach Hause und will ein Fest feiern, meint er doch, seine Frau sei in guter Hoffnung. Köstliche Speisen, Wein und Musik hat er mitgebracht und eine Kinderschar begleitet ihn zum Klang der Maultrommel.
Einerseits muss der Efrit der personifizierten Rechtschaffenheit Baraks unterliegen, andererseits hat dieses Erscheinen Baraks und das Verschwinden des Efriten schlimme Wirkungen auf die Färbersfrau. Das muss schiefgehen! Die Färberin gebärdet sich wie wahnsinnig - sie schreit, bleckt die Zähne gegen ihren Mann und ein Krampf zerrt alle ihre Glieder und schließlich stößt sie zu der Amme hervor:

> *Schaff mich fort, Du weißt die Wege, schwöre mir, dass ich nie mehr dieses Haus und dieses Gesicht sehen werde.*

Durch die Begegnung mit dem Efriten relativiert sich die oben geäußerte Meinung (und die entsprechende Repertoriumsrubrik, die Färbersfrau sei einer sexuellen Berührung gegenüber abgeneigt). Die Beschreibung ihres Anfalls könnte man geradezu als einen "hysterischen" Anfall sehen, auch wenn VON HOFMANNSTHAL den typischen

„Arc de circle" nicht in Einzelheiten beschreibt[52]. Ausgelöst wird dieser Anfall zweifellos durch die Zuspitzung des Widerspruchs zwischen der Abneigung gegen ihren Mann und den natürlich doch vorhandenen, wenn auch verdrängten sexuellen Impulsen.

Auch den für Sepia typischen Rückzug von Rollenerwartungen müssen wir also relativieren. Vielmehr ist es so, dass auf der einen Seite die gerade starken erotischen Bedürfnisse stehen und auf der anderen Seite ihre Ablehnung. Wie es dazu gekommen ist, können wir nur erahnen. Es mag durchaus etwas zu tun haben mit ihrem wohl rechtschaffenen, aber wahrscheinlich doch recht groben Ehemann, der außerdem die Sexualität zum großen Teil in den Dienst der Fortpflanzung stellt: Er will unbedingt Kinder. Sie nicht.

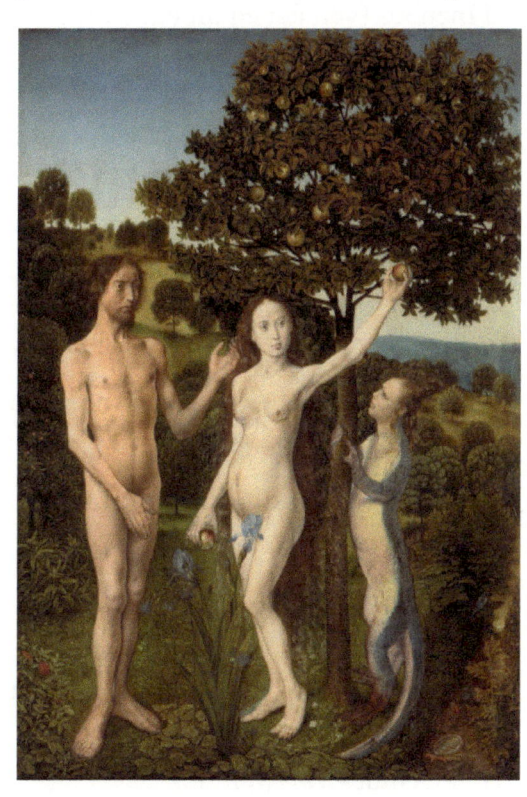

Miasmatisch befinden wir uns an einem Ort, der auf der einen Seite durch starke erotische Bedürfnisse charakterisiert ist (Tuberkulinie), die aber auf der anderen Seite durch gesellschaftliche Konvention einen engen Rahmen zugewiesen bekommen hat (Sykose).

An dieser Stelle wird auch klar, warum wir an Lilium tigrinum als alternatives Mittel zu Sepia denken müssen. In Lilium tigrinum bildet sich eben diese Zweiseitigkeit ab. In der

---

[52] Wir sehen den typischen Anfall heute selten, aber um die Jahrhundertwende zum 20. Jahrhundert scheint er ein weitverbreitetes Phänomen gewesen zu sein, was letztendlich auch viel zur Entwicklung der Psychoanalyse beitrug. Und wir müssen natürlich anerkennen, dass der Begriff der Hysterie heute kaum noch angewandt wird.

gebräuchlichen Formulierung geht sie bis zu "Reinheit versus Lust" bzw. "Hure versus Nonne".

Die Lilie wächst zwischen Adam und Eva. Zwar handelt es sich hier nicht um eine Tigerlilie, bei jener würde aber der Gegensatz umso deutlicher: einerseits das reine Weiß der Lilie, die Unschuld, andererseits aber ein Tiger. Auffällig ist hier auch die Farbgebung der Schlange: Einerseits menschliche Haut, aber der Rücken entspricht von der Farbe her der abgebildeten Lilie.

Zu erwähnen ist noch, dass sich von hier aus Verbindungen zum Lilith- Mythos ergeben und von dort aus zu den "Buhlteufeln" Succubus und Incubus (von denen im Falle der Färberin natürlich eher der Inkubus interessant ist.

Eine entsprechend veränderte Repertorisation ergibt folgendes Ergebnis:

1	Gemüt - Bissig, schnippisch	10
2	Gemüt - Boshaft	138
3	Gemüt - Hysterie	272
4	Gemüt - Lachen - abwechselnd mit - Weinen	47
5	Gemüt - Launenhaftigkeit, launisch	151
6	Gemüt - Nymphomanie	81
7	Gemüt - Spotten - Sarkasmus, beißender Spott	39
8	Gemüt - Trost - agg.	52
9	Gemüt - Unzufrieden	271
10	Gemüt - Verwirrung, geistige - Identität; in bezug auf seine - Dualität; Gefühl der	43
11	Gemüt - Verzweiflung	237
12	Gemüt - Verzweiflung - Existenz, über seine elende	4
13	Weibliche Genitalien - Koitus - Abneigung gegen	75

	nat-m.	lyc.	sep.	ign.	phos.	tarent.	plat.	lach.	lil-t.	nux-v.
	11/22	11/19	10/22	10/18	10/15	10/14	9/19	9/18	9/16	9/16
1	-	-	-	-	1	-	-	-	3	-
2	1	2	1	1	1	1	1	2	2	3
3	3	2	3	3	2	3	3	3	2	3
4	1	2	1	2	2	1	2	-	-	1
5	1	1	3	2	2	1	3	1	1	2
6	1	2	-	1	2	2	4	3	2	2
7	-	1	1	1	-	1	-	2	-	1
8	4	1	4	3	-	1	2	-	2	1
9	3	2	2	1	1	1	2	1	1	2
10	1	1	-	-	1	-	-	2	1	-
11	3	3	2	3	1	2	1	2	2	1
12	1	-	2	-	-	-	-	-	-	-
13	3	2	3	1	2	1	1	2	-	-

Natrium muriaticum ist an die Spitze gerückt, ich würde aber aus den oben bereits genannten Gründen von diesem Mittel absehen. Lycopodium kommt aus meiner Sicht ebenfalls nicht infrage. Sepia bleibt weiter wahrscheinlich, Platin und Lachesis haben ungefähr die Plätze behalten, die sie in der vorigen Repertorisation hatten. Neu hinzugekommen ist Lilium tigrinum, zwar nicht auf einem der vordersten Plätze, immerhin aber unter den ersten 10 Mitteln. Interessant wäre wegen der Hysterie auch Ignatia, aus den gerade beschriebenen Gründen würde ich mich an dieser Stelle aber in erster Linie zwischen Sepia und Lilium tigrinum entscheiden. Letztendlich kann diese

Entscheidung nur schwer getroffen werden, denn wir können diese Person ja nicht wie eine reale Patientin erneut befragen.

Möglich ist aber auch eine Repertorisation, die jenen („hysterischen") Anfall in den Mittelpunkt stellt und einer detaillierteren Beschreibung folgt.

Das Erste, was da zu erwähnen wäre, ist diese merkwürdige Mischung von Hingezogensein und Abscheu der Färbersfrau dem Efriten gegenüber. Sie kann diese Augen nicht ertragen, will sich vor seinen Blicken verstecken. Nachdem er verschwunden ist, starrt sie wortlos vor sich hin, wird von Barak mit besonders guten Bissen gefüttert, die aber Würgen hervorrufen. Und sie hat Angst vor der Annäherung von Menschen, insbesondere Kindern. Als dies doch geschieht, bekommt sie den konvulsivischen Anfall mit Zucken und Schreien, in dem sie die Amme bittet, sie wegzubringen, damit sie dieses Haus nie wieder betreten muss. Das entspricht folgender Repertorisation:

1	Gemüt - Angesehen, angeblickt zu werden - erträgt es nicht, angesehen zu werden	44
2	Gemüt - Beißen - Konvulsionen; während der	9
3	Gemüt - Berührtwerden - Abneigung berührt zu werden	78
4	Gemüt - Liebkost zu werden; Liebkosungen - Abneigung, liebkost, gestreichelt zu werden	8
5	Gemüt - Fliehen, versucht zu	84
6	Gemüt - Furcht - Näherkommen, Annäherung von; vor	5
7	Gemüt - Schreien - Krämpfe, während der	1
8	Gemüt - Starren, gedankenloses	40
9	Gemüt - Stupor - Gliederzucken, mit	5
10	Auge - Offene Augen, geöffnete Lidspalte - weit offen	2
11	Gesicht - Zurückziehen der Lippen	10

12	Innerer Hals - Würgen, Zusammenziehen - Schlucken - agg.	42
13	Extremitäten - Bewegung - Arme; der - konvulsivisch	21
14	Allgemeines - Konvulsionen - hysterisch	85
15	Allgemeines - Konvulsionen - Schreien, mit	31

| | stram. | cupr. | bell. | hyos. | plb. | ign. | op. | nux-v. | ant-t. | lyc. |
	10/17	10/16	8/15	7/14	7/8	6/10	6/10	6/9	6/8	6/8
1	1	1	-	-	-	-	-	1	2	1
2	-	2	-	-	-	-	1	-	-	-
3	1	1	2	-	1	1	-	1	2	1
4	-	1	-	-	-	-	-	-	-	-
5	2	2	4	3	1	1	2	2	-	1
6	-	-	-	-	-	-	-	-	1	-
7	-	2	-	-	-	-	-	-	-	-
8	1	-	1	1	-	1	1	-	-	-
9	3	2	2	3	-	-	-	-	-	-
10	1	-	-	-	1	-	-	-	-	-
11	-	-	-	1	1	-	-	2	1	-
12	2	2	1	2	2	-	-	-	1	3
13	2	-	2	-	1	2	2	-	-	-
14	2	1	2	1	1	3	1	1	-	1
15	2	2	1	3	-	2	3	2	1	1

Dass bei diesem Anfallsbild die Nachtschattenmittel an der Spitze stehen, war zu erwarten. Aber Cuprum ist auch mit ganz vorn.

An Cuprum kann man auch vom Symbolgehalt her denken. Jene Beschreibung, in der sie sich selbst berührt und sich im Spiegel betrachten würde, wenn sie einen hätte, kann für Cuprum sprechen. Cuprum ist das Metall der Aphrodite (und das Helenas). Die ersten Spiegel nach dem Wasser waren aus poliertem Kupfer. Bei Kupfer hat die Schönheit besondere Bedeutung, auch als Konkurrenz (Spieglein, Spieglein an der Wand... und die schöne Helena). Das ist die eine Seite. Die andere Seite ist, dass sie sich gefangen fühlen, dass sie sich unterdrückt, ausgeliefert fühlen und dass sie Ungerechtigkeit nur schwer ertragen können. Links sehen wir die Helena, wie sie von Evelyn DE MORGAN gemalt wurde – sozusagen als irdische Stellvertreterin von Aphrodite: mit kupferroten Haaren und einem entsprechenden Kleid und einem kupfernen Spiegel in der Hand.

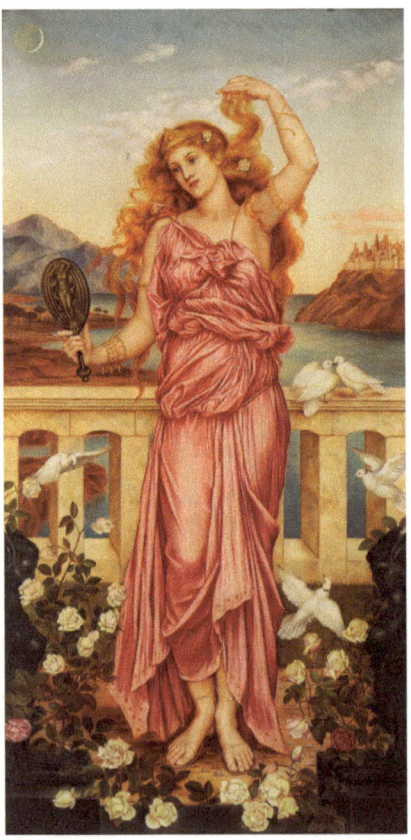

Cuprum passt nicht nur zum Anfall selbst, sondern auch zu der Situation vorher. Ferner denke ich auch noch an Cicuta virosa, den Wasserschierling.

Cuprum hat auch eine Beziehung zu Sepia, nicht nur von den Symptomen her, sondern direkter: Sepia ist ein Kupferatmer, was heißt, dass die Sauerstoffbindung bei diesem Tier über Kupfer vermittelt wird und nicht, wie bei den Säugetieren, durch Eisen.

Darüber, welches dieser meines Erachtens drei möglichen Mittel (Sepia, Lilium tigrinum und Cuprum) zu wählen wäre, bin ich mir an dieser Stelle noch nicht sicher.

Die Situation, in der Barak mit einer Kinderschar nach Hause kommt und dadurch den Efriten vertreibt, war zu viel für seine Frau, worauf sie mit dem beschriebenen Anfall reagiert hat, während er offenbar wenig Verständnis für ihre Nöte zeigen konnte. Zu erwähnen ist noch, dass der Efrit sie mit sich nehmen will, was nur durch das beherzte Eingreifen der Kaiserin verhindert wird. Aber auch das ist nur mit knapper Not möglich ist, denn die Kaiserin selbst beginnt innerlich zu zerreißen.

Warum? Sie (die Kaiserin) schaut in den Augen des Efriten die Abgründe des *nie zu Betretenden*[53] und von dem, was dann geschehen könnte, wird sie wiederum durch das Eintreten des irdischen Baraks gerettet.

An dieser Stelle, als die Kaiserin gerettet ist und sich auch die Färbersfrau von ihrem Anfall erholt hat, verlassen wir dieses ärmliche Haus, weil das auch Hugo VON HOFMANNSTHAL tut und wenden uns dem Kaiser zu, der jetzt schon den dritten Tag auf der Suche nach dem Falken ist. Wir erinnern uns: Dies ist der entscheidende Tag: Wenn die Kaiserin am Ende dieses Tages keinen Schatten hat, wird der Kaiser versteinern, bei Erhaltung des Lebens und der Wahrnehmungsfähigkeit, aber ohne die Möglichkeit, irgendetwas zu tun.

Der Kaiser in der Höhle der Ungeborenen

Gleich am Anfang erleben wie den Kaiser als jemanden, der jenseits seiner absoluten Herrschaft keinerlei Interesse am Wohlergehen seiner Untertanen hat. Der Spaßmacher, der ihn begleitet, führt eine derbe Posse auf, auf Kosten der Einwohner eines Dorfes, die davon verängstigt werden. Den Kaiser interessiert das alles überhaupt nicht und er erblickt schließlich in der Ferne einen Falken. Er ruft den Falkner zu sich und mach ihm klar, dass es um dessen Leben geht: Der

---

[53] Zwei Assoziationen sind hier zu erwähnen: zum einen die Formulierung von NIETZSCHE, dass, wenn jemand (zu lange) in einen Abgrund schaut, der Abgrund auch in ihn hineinschaut. Das zweite ist ein fast wörtliches Zitat von GOETHE (Faust, 6222):
MEPHISTOPHELES
Kein Weg! Ins Unbetretene
Nicht zu Betretende, *ein Weg ins Unerbetene,*
Nicht zu Erbittende. Bist du bereit?
Bei Faust geht es hier um das Reich der Mütter! Und das hat für die Kaiserin immerhin auch eine hohe Bedeutung. Jetzt erhascht sie einen Blick dorthin. Auch das ist furchtbar!

Falke muss unbedingt eingefangen werden – der Falkner weiß aber, dass es sich nicht um jenen handelt, den sie suchen und er fürchtet entsprechend um sein Leben. Dabei geht seine Angst in zweierlei Richtungen: Er fürchtet sowohl die ausgesprochene Todesdrohung als auch die sich ergebende Gelegenheit, mit dem Kaiser allein sein zu müssen. Als *felsenstark, unnahbar, ohne Gnade* erschien der Kaiser dem Falkner.

"Unnahbar" ist eine sehr kleine Rubrik mit nur zwei Mitteln: Brassica napus oleifera und Hottonia palustris. Zu beiden Mitteln weiß ich kaum etwas zu sagen (was allerdings nicht viel bedeuten muss). Ich vermute, dass es nötig sein wird, in der Repertorisation zu Rubriken wie "*zurückhaltend, reserviert*" oder "*distanziert*" Zuflucht zu nehmen.

Auf jeden Fall wird durch den Falkner das bestätigt, was wir bereits beim Kaiser vermuteten.

Es gibt einen Moment der Naturbetrachtung beim Kaiser, den wir hier erwähnen sollten, weil er seine Entsprechung an anderer Stelle findet:

> *Glanz ohnegleichen lag auf den Tälern und Bergen, da und dort fielen Wasserfälle ins Tal hinab und leuchteten, aus den tiefsten Schluchten fing an bläulicher Nebel sich emporzuziehen. In der Ferne kreuzten sich Bergkämme, dunkle Wälder standen auf den Hängen, oben war alles kahl und zerrissen. Niemals glichen sich zwei dieser Klippen, aber Alles ging leuchtend ineinander über wie die Zeichen in dem Brief der Kaiserin, die alle wundervoll waren, keines dem andern gleichend, und nirgends ein Anfang zu finden – das Ende verflocht sich mit dem Anfang, so als ob in unsäglicher Scheu und Schamhaftigkeit die Anrede vermieden werden sollte; und ein solcher reiner, starker Duft, wie über diesen Schluchten hin und her wogte, drang aus dem Brief für den Einen, dem er zu lesen bestimmt war.*

Hier wird das bestätigt, was wir oben schon andeuteten: Es handelt sich um ein sehr frühes Entwicklungsstadium des Bewusstseins, für das die Unnahbarkeit und Strenge des Kaisers wahrscheinlich nur Kompensation ist. Es wird vom Glanz gesprochen: Der Glanzhimmel

ist das Pleroma, und es wird davon gesprochen, dass es keinen Anfang und kein Ende gibt, so wie es GOETHE im Buch Hafiz („Westöst-
licher Divan") aufschrieb:

> *Daß du nicht enden kannst, das macht dich groß,*
> *Und daß du nie beginnst, das ist dein Los.*
> *Dein Lied ist drehend wie das Sterngewölbe,*
> *Anfang und Ende immerfort dasselbe,*
> *Und was die Mitte bringt, ist offenbar*
> *Das, was zu Ende bleibt und anfangs war.*

Das scheint direkt zu dem Brief der Kaiserin zu passen, denn auch
hier gibt es kein Ende und keinen Anfang. Das Symbol für diese An-
fangs- und Endlosigkeit haben wir bereits kennengelernt: Es ist der
Ouroboros. In HOFMANNSTHALs Text ist weiter die Rede davon, dass
in Scheu und Schamhaftigkeit durch die Kaiserin die Anrede vermie-
den werden soll. Ich möchte es etwas anders ausdrücken: Es <u>gibt</u> einfach noch kein Du, sondern es gibt entweder nur die Verschmelzung
oder das völlige Getrenntsein (oder beides, eines in der Nacht und
das andere am Tag).
Eine Hoffnung ist aber doch vorhanden: Der Kaiser versteht es (als
einziger), den Knoten, mit dem der Brief verschlossen ist, zu lösen.
Bald wird uns ein weiteres Symbol begegnen, in dem ebenfalls die
Anfangs- und Endlosigkeit beschrieben wird, wie auch die Verbin-
dung zwischen Natur und Kunst (die für GOETHE so wichtig war).
Gleich darauf erleben wir den Kaiser und den Falkner getrennt: Der
Kaiser sitzt am Eingang einer Höhle, aus der er es singen hört, der
Falkner ist endlich dem gesuchten Falken auf der Spur. Der Kaiser
betritt die Höhle und auch der Falke schießt schließlich durch einen
Wasservorhang in die gleiche Höhle.
Kaiser und Falkner sind jetzt in zwei deutlich getrennten Welten.
Das, was dem Kaiser in jener Höhle begegnet, ist sehr merkwürdig.
Für ihn ist es auch eine Rückkehr, denn er ist *im Bereich seines ersten
Abenteuers mit der geliebten Frau*[54].

---

54 Das ist etwas merkwürdig, denn bei der Beschreibung jenes ersten Abenteuers war
nicht die Rede von einer Höhle. Es muss sich ja auch nicht um den gleichen Ort handelt, sondern womöglich um eine Reaktivierung der damaligen Emotionen.

Er konnte die Worte des Gesanges nicht verstehen. Von Stufe zu Stufe schien es ihm, jetzt würden sie ihm gleich verständlich sein. Eine gewisse Reihe kam öfter wieder.

Ja, es braucht schon eine gewisse Zeit, eine neue Bewusstseinsstufe zu erreichen, eine, auf der Kommunikation und Verständnis mit anderen möglich sind. Schließlich erhascht er mit der letzten Stufe jenen Reim, der sich schon öfter wiederholt hat:

Was fruchtet dies, wir werden nicht geboren!

Die Leserin ahnt an dieser Stelle, dass es sich hier um die ungeborenen Kinder des Kaisers und der Kaiserin handelt. Der Kaiser selbst hat aber davon kein Wissen. Er spürt allenfalls etwas von der Wichtigkeit des Geschehens.
Der zweite Satz, der wiederholt gesagt wird, ist:

Es ist an dem!

Als ob die Beteiligten etwas vermuten, aber noch Zweifel haben oder aber untereinander uneins sind. Oder es könnte sein, dass es tatsächlich für die handelnde Person – hier den Kaiser – noch Wahlmöglichkeiten gibt. Die Prophezeiung, die auf dem Talisman stand, müsste sich womöglich nicht erfüllen. Die Voraussetzungen hierfür sind freilich unbekannt.
Dem Kaiser wird ein köstliches Mahl vorgesetzt, von Kindern. Man kann mit Recht sagen, dass so etwas wie natürliche Weisheit aus ihnen spricht und der Kaiser ihnen eigentlich völlig unterlegen ist. Er versucht, Kontakt aufzunehmen, aber es mischt sich immer wieder jene Wand ein, die er vor sich herträgt. So versucht er zwar, von seiner Stimme alles Gebieterische abzustreifen, aber die Herablassung in seiner Rede bleibt. Er hat den Kindern gegenüber das Gefühl des Besitzenwollens, verursacht durch die Faszination, die die Anmut der Kinder in ihm erzeugt. Und, wie er äußert, ist er es gewohnt, zu bekommen, was er begehrt. Nur ist das hier nicht so einfach. Das wird ihm auch von einem der Mädchen deutlich gesagt:

Dienst ist ein Weg zur Herrschaft, es gibt keinen anderen, o großer Kaiser ...

Und es gibt noch einen weiteren Grund, weshalb diese Kinder (bisher) nicht die seinen werden können: Am anderen Ende der Tafel ist ein zweiter leerer Platz, die dort nicht sitzende Person wird gleich ihm bedient, fast spiegelbildlich. Dem Leser ist klar, wer dort sitzen sollte: natürlich die Kaiserin. Auch wenn der Kaiser jede Nacht des ersten Jahres mit ihr verbrachte, es fehlt offenbar etwas. Ob er spürt, dass dort seine Frau sitzen müsste, wissen wir nicht.

Mehr noch: Die Kinder haben Angst, dass er sie verstoßen würde, wenn er erführe, wer sie sind. Auf dieser Basis kann man keine Kinder haben (sollte man keine haben).

Und dann gibt es einen rätselhaften Teppich, der, wie oben angekündigt, das dritte Element des Bildes vom mit dem Anfang verschlungenen Ende darstellt. Er wird von einem der Mädchen gewirkt. Und der Kaiser ist von ihm fasziniert.

> *Sollte er aber würdig werden bei der Mahlzeit, mit der wir dich vorliebzunehmen bitten, unter dir zu liegen, so durfte der Faden des Endes nicht abgerissen, sondern er musste zurückgeschlagen werden in den Faden des Anfangs.*

Es scheint, dass hier einerseits der (noch ouroborische) Bewusstseinszustand des Kaisers beschrieben wird (in dem bereits angeführten Sinne), dass aber auch verwiesen wird auf die Kette des Seins von Eltern und Kindern, womit die Bewegung keine zyklische mehr wäre, sondern progressiv würde und in die Kette des Seins führte (bzw. in das, was VON HOFMANNSTHAL als „Existenz" bezeichnet): Kinder werden geboren, Eltern sterben.

Mit diesem Teppich hat es aber noch eine weitere Bewandtnis: Mir scheint, dass hier noch eine andere Kette des Seins enthalten ist – dargestellt wird – die Aurea catena, die senkrecht zu der gerade erwähnten Kette steht und letztendlich die Welt der Götter mit der der Menschen verbindet (oder auch das Geisterreich mit dem Menschenreich, die Pflanzen mit den Tieren und mit den Gestirnen usw.[55])

---

[55] Man ist erinnert an den Schild, der in der Odyssee von Hephaistos für Odysseus gefertigt wird. Auch er enthält die ganze Welt im Bild, aber eben in einem endlichen und daher abstrahierten Bild.

Das Gewebe war unter seinen Füßen, Blumen gingen in Tiere über, aus den schönen Ranken wanden sich Jäger und Liebende los, Falken schwebten darüber hin wie fliegende Blumen, alles hielt einander verschlungen, eines war in das andere verrankt, das Ganze war maßlos herrlich ...

Der Kaiser fragt sie dann nach ihrer Arbeitsweise. Ihre Antwort ist:

Ich scheide das Schöne vom Stoff, wenn ich webe; das, was den Sinnen ein Köder ist und sie zur Torheit und zum Verderben kirrt, lasse ich weg ...
Beim Weben verfahre ich wie dein gesegnetes Auge beim Schauen. Ich sehe, nicht, was ist, und nicht, was nicht ist, sondern was immer ist, und danach webe ich.

Das kann man dann als Abstraktion bezeichnen. Kein Wunder, wenn der Kaiser bei aller Herrlichkeit eine Kühle von dem Gewebe aufsteigen fühlt, die ihm bis zu den Hüften reicht. Bei aller Herrlichkeit fehlt diesem Bilde etwas: das Konkrete, das Sinnenhafte, Dionysische. Eben das, was diese Kinder als Ungeborene nicht erleben konnten[56].

Die Versteinerung

Mir scheint, dass es dem Kaiser ein wenig wie Parzival geht. Anders als jener fragt er zwar, aber er scheint die falschen Fragen zu stellen.

Deine Fragen sind ungereimt, o großer Kaiser, wie eines kleinen Kindes.

So fragt er beispielsweise nicht nach dem Platz am entgegengesetzten Ende des Tisches. Vielleicht ahnt er ja, dass er seiner Frau gebührt, aber er erlaubt niemandem, von ihr zu sprechen.

---

[56] Etwas widersprüchlich ist das schon: Auf der einen Seite steht ihnen die sinnliche Erfahrung noch nicht zur Verfügung, auf der anderen Seite leben sie in der Präexistenz vollkommen im Ouroborischen. Das könnte man noch so erklären, dass ihnen die Erfahrung des Anderen fehlt, was aber wiederum dem Kaiser gegenüber nicht so zu sein scheint, denn der Kaiser ist ja der ganz Andere. Und auf der dritten Seite muss man fragen, wie sich ein solches frühes Bewusstseinsstadium mit einem hohen Abstraktionsvermögen verträgt. Fast scheint es, als seien diese Ungeborenen dem Kaiser im Grad der Existenz überlegen.

Schließlich erhält er einige Aufklärung von den Kindern, die freilich von seiner Schuld redet.

> *Du trägst ihren Brief an der Brust und verstehst nicht ihn zu lesen ... Sonst kenntest du ihre Not und verstündest ihre Klagen ... Du hast den Knoten ihres Herzens nicht gelöst ... Du hast sie mit Mauern umgeben ... darum muß sie hinausschlüpfen wie eine Diebin ...*

Sie bitten weiterhin den Kaiser um ein *Gran von Großmut*, das dieser aber nicht gewähren kann, da er jetzt von Hass erfüllt ist und gar den Dolch nach einem der Kinder werfen will (wie vor einem Jahr nach dem Falken). In diesem Moment vollendet sich die Versteinerung, nachdem er vorher schon eine zunehmende Kälte des Herzens verspürt hatte.

Hier muss man sich noch einmal fragen, was es denn mit dieser Versteinerung auf sich hat. Anfangs wurde sie ja als eine Prophezeiung formuliert, die sich an der Zeit orientierte: 1 Jahr und 3 Tage hatte er Zeit, der Kaiserin zu einem Schatten zu verhelfen. Jetzt können nur noch Barak und seine Frau helfen, aber offenbar ist das Projekt noch nicht so weit gediehen.

Bei den ungeborenen Kindern scheint es anders zu sein (sie kennen ja auch die Zeit nicht, wie sie selbst sagen. Hier ist die Versteinerung das Resultat des Verhaltens des Kaisers, ja, wir können noch weiter gehen und sagen, dass die Versteinerung selbst dieses Verhalten ist.

Was ist es also um das Schicksal? Schlägt es unerbittlich zu, ohne dass man eine Chance hat, es abzuwenden oder kann man in weit oder eng begrenztem Maße sein Schicksal selbst gestalten? Oder ist die Gestaltung eben dieses Schicksal und die Propheten bestimmen es nicht, sondern zeigen es nur an; bestimmt wird es von den Parzen?

Und gibt es bei diesen Fragen einen Unterschied zwischen der Präexistenz und der Existenz? Ist es vielleicht so, dass wir in der Präexistenz ausgeliefert sind, aber in der Existenz gestaltend eingreifen können?

Dieser Tage begegnete mir ein Buch, in dem auch über Versteinerung geschrieben wurde[57]. Der Autor schreibt über NOVALIS' "Heinrich von

---

[57] SCHUMACHER: Narziss an der Quelle

Ofterdingen". Eingefügt in dieses Werk ist gegen Ende ein Märchen, das von Klingsohr erzählt wird und das von der Macht der Poesie und der Liebe handelt. Hier tritt auch ein Schreiber auf: eine ziemlich negative Figur. Wie es die Bezeichnung nahelegt, schreibt dieser alles auf, ist gewissermaßen der objektive Beobachter (bzw. sein Zerrbild). Dann wird aber das von ihm Aufgeschriebene in eine Schüssel mit einer Flüssigkeit getaucht und danach bleibt immer nur wenig stehen – manchmal gar nichts. SCHUMACHER schreibt hierzu:

> *Die dem natürlichen Bewußtsein erscheinende und von den Naturwissenschaften durchforschte Natur' erklärt Novalis als „versteinerte Zauberstadt", eine Metapher, die für die gesamte romantische Märchen- und Geschichtsmetaphysik wichtig wird. Der Schreiber im Klingsohr-Märchen wird der „petrifizierte und petrifizierende Verstand" genannt, er vertritt die Stelle des natürlichen, beziehungsweise wissenschaftlichen Bewußtseins, welches in der Natur nicht das Abbild des Geistes erkennt als das in „Geheimniszustand versetzte Innere". Was die Naturwissenschaft auch erkennen mag, sie versachlicht, entfremdet und manipuliert die Natur, sie dringt nie zu ihrer eigentlichen Wirklichkeit durch, der des Geistes, der zwecklos ist, Zweck für sich selbst, der also ein Ich ist, das auf ein Du, jenes Ich des Liebenden trifft.*

Nun ja, so sehr diese Einschätzung der Naturwissenschaften auch gelten mag, sie hat mit unserem Thema doch wenig direkt zu tun, es sei denn durch die Haltung.

Eine ähnliche Haltung wie bei jenem Schreiber finden wir nämlich auch beim Kaiser seinen ungeborenen Kindern gegenüber, was schon erwähnt wurde. Er sieht den wunderbaren Teppich, aber er versteht ihn nicht, versteht nicht, warum das Ende und der Anfang verknüpft sein müssen. Er kann den Brief seiner Frau lesen, aber er versteht ihn nicht. Und er kann den Knoten ihres Herzens nicht lösen. Das Verknüpfen des Endes mit dem Anfang ist möglicherweise eine Metapher dafür, dass alles untereinander verknüpft ist – was die Naturwissenschaft mit ihren eindimensionalen, wenn auch manchmal verzweigten Kausalketten nicht versteht, was der Schreiber bei NOVALIS nicht verstehen kann und was der Kaiser nicht verstehen kann.

Zwar ist's mit der Gedankenfabrik
Wie mit einem Weber-Meisterstück,
Wo Ein Tritt tausend Fäden regt,
Die Schifflein herüber hinüber schießen,
Die Fäden ungesehen fließen
Ein Schlag tausend Verbindungen schlägt:
Der Philosoph der tritt herein,
Und beweist euch, es müßt' so sein:
Das Erst' wär so, das Zweite so,
Und drum das Dritt' und Vierte so;
Und wenn das Erst' und Zweit' nicht wär,
Das Dritt' und Viert' wär' nimmermehr.
Das preisen die Schüler aller Orten,
Sind aber keine Weber geworden.
Wer will was lebendigs' erkennen und beschreiben,
Sucht erst den Geist herauszutreiben,
Dann hat er die Teile in der Hand,
Fehlt leider! nur das geistige Band.
(„Faust", 1922ff)

Die Metapher des Webens tritt im Faust an mehreren Stellen auf, wobei die bekannteste sicher der Erdgeist ist:

So sitz ich am sausenden Webstuhl der Zeit
Und wirke der Gottheitl lebendiges Kleid.

Und immer braucht es beim Weben zweierlei: Kette und Schuss. Die Vernachlässigung des einen macht das Weben unmöglich. Das aber scheint uns beim Schreiber NOVALIS' und beim Kaiser der Fall zu sein. Eine einseitige Ausrichtung führt zur Versteinerung (oder zum völligen Auseinanderfallen). Das kann in der Wissenschaft so sein und das kann in persönlichen Beziehungen so sein.

Wie auch immer: Wir haben einen versteinerten Kaiser vor uns. Aber immerhin ändert sich noch etwas: Das Gewölbe öffnet sich nach oben. Ein Zeichen dafür, dass es vielleicht doch noch Möglichkeiten gibt?
An dieser Stelle wird es Zeit für eine Repertorisation des Kaisers:

1	Gemüt - Amüsement, Vergnügen - Verlangen nach	50
2	Gemüt - Diktatorisch	61
3	Gemüt - Diktatorisch - Machtliebe	3
4	Gemüt - Diktatorisch - spricht in Befehlston	10
5	Gemüt - Distanziert	59
6	Gemüt - Droht	16
7	Gemüt - Gefühllos, hart	55
8	Gemüt - Gier, Habsucht	26
9	Gemüt - Jagen, Jagd - Verlangen, auf die Jagd zu gehen	3
10	Gemüt - Pflicht - Abneigung gegen Pflichten	20
11	Gemüt - Unbarmherzig	35
12	Gemüt - Unnahbar	2
13	Gemüt - Zurückhaltend, reserviert	134

	sep.	sulph.	lyc.	nux-v.	spong.	lac-h.	falco-pe.	tax.	phos.	dulc.
	8/14	8/12	7/12	6/9	6/7	6/7	6/7	6/6	5/9	5/8
1	2	2	1	-	1	1	-	-	2	-
2	1	2	3	1	1	1	1	1	1	2
3	-	-	1	-	-	-	-	-	-	-
4	-	-	2	-	1	-	1	1	2	3
5	2	1	-	-	2	2	2	1	-	1

	sep.	sulph.	lyc.	nux-v.	spong.	lac-h.	falco-pe.	tax.	phos.	dulc.
	8/14	8/12	7/12	6/9	6/7	6/7	6/7	6/6	5/9	5/8
6	-	-	-	-	-	-	-	-	-	-
7	2	2	-	3	-	1	1	1	-	-
8	2	1	2	1	-	-	-	-	1	-
9	-	1	-	1	-	-	-	-	-	-
10	3	2	2	2	1	-	1	-	-	1
11	1	-	-	-	-	1	1	1	-	-
12	-	-	-	-	-	-	-	-	-	-
13	1	1	1	1	1	1	-	1	3	1

Nux vomica und Sulphur als die geborenen Anführer könnten zum Kaiser recht gut passen, auch wenn sich zumindest Nux vomica aus einem Defizit heraus entwickelt. Hierüber wissen wir aber im Falle dieses Kaisers jedoch so gut wie nichts[58] und sind nur auf Mutmaßungen angewiesen. Einen realen Patienten würde man zu dieser Thematik weiter befragen können. Lycopodium könnte auch zu diesem Kaiser passen, mit seiner Ablehnung gegenüber seinen Pflichten. Denn was tut dieser Kaiser eigentlich? Des Nachts ist er bei seiner Frau und tagsüber geht er zur Jagd. Die Aufgaben eines Kaisers umfassen jedoch ein wenig mehr, nämlich das Land zu regieren, Recht zu sprechen, zwischen verschiedenen Interessen zu vermitteln. Und eben diese Aufgaben erfüllt dieser Kaiser nicht[59] .

---

[58] Es ist in der Regel ein gefühltes Defizit dem Vater gegenüber, seinen Ansprüchen nicht genügen zu können.

[59] Er scheint ein Vertreter des Peter-Prinzips zu sein: Er ist an der Position, die er nicht ausfüllen kann, die eigentlich außerhalb seiner Reichweite und seinen Fähigkeiten liegt. Das (oder das eigene Denken, dass es so sei) passt zu Lycopodium.)

Was auf den ersten Blick verwundert, ist Sepia an erster Stelle. Gewissermaßen stellt der Kaiser ein Gegenstück zu der Färbersfrau dar. Und wie die Färbersfrau keine Kinder bekommen will, sind dem Kaiser bisher keine Kinder beschieden. Seine ungeborenen Kinder, denen er begegnet, will er besitzen (daher die Rubrik "*Gier*..."), er will nicht mit ihnen sein und ihnen ein Vater werden. Barak und die Kaiserin sind in dieser "Paarbildung" das zweite Paar, das irgendwie zusammengehört.

Interessant ist auch, dass sich Falco peregrinus disciplinatus, der gezähmte Wanderfalke, unter den ersten zehn Mitteln befindet, ist er doch das Wesen, welches den Kaiser in die Situation gebracht hat, indem es ihn zu seinen ungeborenen Kindern geführt hat (wie damals auch zur Fee, die deren Mutter werden könnte).

Miasmatisch sehe ich in erster Linie die Psora und die Sykose. Die tuberkulinischen Elemente sind nicht so klar nachweisbar wie bei der Färbersfrau. Die Basis der Carcinosinie ist natürlich auch noch da.

Eines ist noch zu erwähnen: Wir sind am Anfang der "Höhlenszene" wiederum mit einer Tierverwandlung konfrontiert: Der Falke fliegt ja durch den Wasserfall, aber innerhalb der Höhle ist er Mensch, der (wahrscheinlich) Erstgeborene des Kaisers (nur dass er eben nicht geboren ist).

Die Fähigkeit zur Tierverwandlung scheint also nicht nur die Bewohner des Geisterreiches zu betreffen, sondern auch Menschen in einem frühen Bewusstseinsstadium, einem Stadium, in dem die leibseelische Einheit noch nicht verwirklicht ist und die noch nicht vollkommen menschlichen Wesen als noch weitgehend dem Geistesreich zugehörig aufgefasst werden können[60].

Ich möchte nochmals die Frage stellen, warum der Kaiser zu Stein wird. Es scheint, dass ihm das passiert, weil er seine Kinder und seine Frau nicht vollkommen <u>annehmen</u> kann. Und deshalb muss er dafür sorgen, dass diese sein <u>Besitz</u> werden und bleiben. Das macht ihn zu Stein. Besitz ändert sich nicht und der Besitzende ändert sich nicht.

---

[60] Man denke auch an kleine Menschenkinder, die spielen, sie seien ein Tier. Ganz stimmt das so nicht, denn in der Versunkenheit des Spiels spielen sie nicht mehr nur, sondern sie <u>sind</u> dieser Wau-wau. Man kann sich auch (mit HUIZINGA) fragen, wie groß der Unterschied zwischen Spiel und Ernst ist und worin er besteht ...

Nur Wesen, die einen Schatten werfen, die aber auch nicht versteinert sind, können sich verändern und in Freiheit zueinanderfinden.

Im Haus des Färbers und in der Umgegend

Aber es wird Zeit, allmählich wieder zum Gang der Handlung zurückzukehren, denn bis jetzt sind wohl die Probleme und Widersprüche der Beteiligten aufgezeigt worden, es hat sich aber noch nicht die Spur einer Lösung abgezeichnet. Vielmehr scheinen sie die Dinge verschärft zu haben.

Am Morgen kommt es zu einer weiteren Konfrontation, als die Färberin *blaß und hohläugig* auf die Kaiserin und die Amme trifft, was wohl mit dem Verlauf des vergangenen Abends zu tun haben wird und der nächtlichen Vorstellung der Färbersfrau, den Efriten im Arm zu halten. Auch ohne physische Gegenwart scheint er seine Funktion des Aussaugens noch erfüllen zu können.

Die Kaiserin hingegen ist guter Dinge, indem sie meint, dass sie an diesem Tage den Schatten gewinnen werden. Bei der Begegnung mit der Färbersfrau wird sie aber von dieser weggeschickt. Im Gespräch mit der Amme offenbart Baraks Frau ihren Hass gegen die Kaiserin und ihre Absicht, sie henken zu lassen. Ist es Neid wegen der Schönheit, ist es Eifersucht? Genauso besteht auch der Hass bzw. die Abneigung gegen den Ehemann weiter, ein Hass, der übrigens auch gegen die Amme besteht, während sie sich vor Verlangen nach dem Efriten verzehrt, der, wie sie später sagt, schön wie der Morgenstern ist, wissend, dass sich mit dieser Formulierung auch eine böse Seite verbindet: Der Morgenstern ist Luzifer[61]!

Es ist der Tag, an dem das Geschäft mit dem Schatten ablaufen soll, und die Amme hat Barak betäubt, um für seine Frau Ruhe zu schaffen. Diese reagiert aber ganz anders als erwartet. Sie hat nämlich das

---

[61] Tatsächlich ist Luzifer in der römischen Mythologie der Morgenstern - er ist ja auch der Lichtbringer, andererseits assoziiert mit dem Teufel. Verwunderlich ist dann natürlich, dass Jesus am Schluss der Offenbarung spricht (22,16): *Ich bin die Wurzel und das Geschlecht Davids, der helle Morgenstern.* Eine sehr tief reichende Dualität wird hier deutlich und Dualität ist es, was die Kaiserin erfahren muss, um Menschin werden zu können.

Gefühl, als sei er gerade durch die Bewusstlosigkeit mächtig und die Trennung könne deshalb nicht vollzogen werden.

> *»O meine Mutter«, und noch einmal: »O meine Mutter!«*
> *Lange blieb sie stehen und sah ihn immer an. »Wehe«, sagte*
> *sie und seufzte noch einmal, »werde ich das Korn sein, wird*
> *er das Huhn sein und mich aufpicken! Werde ich das Feuer*
> *sein, wird er das Wasser sein und mich auslöschen! Denn ich*
> *bin an ihn gekettet mit eisernen Ketten.« Dann ging sie von*
> *ihm weg, aber sie kehrte wieder zu ihm zurück. Sie berührte*
> *mit ausgestreckter Fußspitze den Liegenden. »Ja, es ist*
> *recht«, sagte sie leise, aber mit sehr festem Ton, »die Unge-*
> *wünschten abzutun, denn sie sind Mörder kraft ihrer unver-*
> *schämten Begierde, hierherzukommen und den Weg durch*
> *meinen Leib zu nehmen, und dieser ist ihr Helfershelfer!«*
> *Während sie es flüsterte, kam eine fürchterliche Ungeduld*
> *über sie; sie warf sich über den Liegenden und riß an ihm*
> *aus allen Kräften. »Barak«, schrie sie ihm ins Ohr, »du sollst*
> *mich hören, denn jetzt gilt es!«*

Im Schlaf spricht der Färber, offenbar zu seinen ungeborenen Kindern. Die Kaiserin kann den starken Mann nicht so wehrlos sehen und erweckt ihn durch die Kraft ihres Willens. Das gelingt.[62]

> *Das Unterste kam in ihm zu oberst, in sein Gesicht trat ein*
> *Ausdruck von Stärke und Wildheit, die nie ein Mensch an*
> *ihm gesehen hatte, die tiefste Kraft seiner dunklen Natur trat*
> *heraus. Mit einer Stimme wie ein Löwe schrie er nach seinen*
> *Kindern, so als seien sie ihm fortgekommen, die Hand griff*
> *nach einem schweren Hammer, der in der Nähe lag, und er*
> *schwang ihn über sich.*

Man denke, was hier geschieht. Barak wird betäubt, spricht im Schlaf mit seinen ungeborenen Kindern und wird durch die Kaiserin

---

[62] Auf den ersten Blick scheint diese Willenskraft der Abhängigkeitshypothese widersprechen. Nicht aber, wenn wir berücksichtigen, dass es ja hier gerade darum geht, die Abhängigkeit zu verlassen, geboren zu werden. Daher ist in der Kaiserin auch schon viel (aufgestautes?) Psorisches, so etwa auch dieses unbedingte sulphurische „Ich will aber...!

geweckt. Der Kaiser hingegen ist bei Bewusstsein, als er seine Kinder trifft, aber er erstarrt, weil er nicht wirklich zu ihnen und zu seiner Frau steht. Der Kaiser wird unbewusst, der Färber erwacht zum Bewusstsein.

Trotz allem, was ihm geschehen ist, trotz aller Beleidigungen seitens seiner Frau, steht er weiter zu ihr:

> *»Ihre Zunge ist spitz«, und er wiegte den Kopf gegen die Frau, »und ihr Sinn ist launisch, aber nicht schlimm, und ihre Reden sind gesegnet mit dem Segen der Widerruflichkeit um ihres reinen Herzens willen und ihrer Jugend, und ich bin froh, daß sie wieder gesund ist«,*

Aus dieser Fremdbeschreibung kann man wiederum ein paar Symptome der Färberin ablesen, etwa die Widersprüchlichkeit, den Sarkasmus und die Launenhaftigkeit. Dass Barak seiner Frau ein reines Herz zugesteht, finde ich immerhin beachtenswert und das scheint wieder für Lilium tigrinum zu sprechen. Weiter unten wird dann eine neue Repertorisation zu sehen sein.

Das Ausdrehen aus einem alten Gesetz: die Mutter

Schon im gerade abgedruckten Zitat spricht die Frau des Färbers von ihrer Mutter, wobei noch nicht klar ersichtlich ist, was sie damit meint. Das wird jetzt deutlicher.

> *»O meine Mutter«, rief sie und seufzte laut auf. »O meine Mutter«, sagte sie für sich, »welche Kräfte hast du mir zugemutet, da du mir auferlegtest, den, welchen du mir zugeführt hast, auf immer lieben zu können! und wo hättest du dergleichen Kräfte mir mitgegeben?« Sie hauchte es leise vor sich hin, die Lippen bewegten sich, aber man hörte nichts. Plötzlich stand sie auf ihren Füßen. »Vorwärts«, rief sie, »es ist Zeit, daß ich kein Kind mehr bin!«*

Offenbar scheint sich an diesem Morgen tatsächlich etwas Grundlegendes in der Psyche der Färbersfrau zu ereignen. Das hat mit dem Schatten zu tun, aber nicht nur, es hat auch mit dem Efrit zu tun und mit der Abneigung gegen den Ehemann. Diese wiederum ist, wie wir gerade gelesen haben, womöglich dadurch bedingt, dass es ihr zur Pflicht gemacht wurde, mit ihm zusammen zu sein, auf eine Art und Weise, die ihn zu erfüllen scheint (bis auf die fehlenden Kinder), sie aber nicht.

Der Rückzug von Rollenzuschreibungen ist ein wichtiges Charakteristikum von Sepia (siehe auch oben, S. 65).

Die Frau des Färbers geht zum Friedhof, zum Grab ihrer Mutter. Auf dem Weg dorthin gibt es eine kleine Episode, die dennoch aufschlussreich sein kann. Sie wählt den Weg durch das Viertel der Ärmsten der Armen und sieht dort die schmutzigen Kinder, woraufhin sie zu sich spricht:

> *Schmutzig ist ein kleines Kind und sie müssen es dem Haushund darreichen, um es rein zu lecken; und dennoch ist es schön wie die aufgehende Sonne; und solche sind wir zu opfern gesonnen.*

Die Stelle erlaubt zwei Interpretationen: Die erste besteht in dem Bedauern, dass diese schönen Kinder unter den ärmlichen Verhältnissen untergehen - geopfert werden schon dadurch, dass sie existieren. Die zweite Interpretation meint die Färbersfrau selbst. Sie ist es ja, die diese Kinder opfern will dadurch, dass sie deren Geburt verhindert. Ist das Zweifel an ihrem Entschluss, eben das zu tun? Reue gar? Der Entschluss, es zu tun, passt zu Sepia, der Zweifel zu einer Reihe anderer Mittel, an deren Spitze ich Lachesis setzen möchte.

Schließlich erreicht sie (mit der Amme und der Kaiserin im Gefolge) den Friedhof, auf dem sie das Grab ihrer Mutter aufsucht. Dabei wird wiederum eine Merkwürdigkeit beschrieben:

> *Die Färberin ging auf das Grab ihrer Mutter zu; sie stieg schnell über die Grabsteine, ihr Fuß rührte den Staub nicht auf, der zwischen ihnen lag und die Tritte lautlos machte.*

Eine Repertoriumsrubrik hierfür konnte ich nicht finden, allenfalls "*Gemüt - vorsichtig*", was aber so nicht wirklich stimmt. Ein vorsichtiger Gang würde es besser treffen. Von der Symbolik her fallen uns

Tiere ein, die an das Leben in der Wüste angepasst sind, und es erscheint sofort das Bild einer Sandviper mit ihrer eleganten Art der Fortbewegung. Also eine Schlange, auch wenn es sich natürlich um eine ganz andere Schlange als den Buschmeister Lachesis muta handelt. Und man kann womöglich auch ein Beispiel für das „Gehen mit geschlossenen Füßen darin sehen, das weiter unten Thema werden wird.

Am Grab angekommen, fällt sie auf die Knie, breitet die Arme aus und spricht ein Gebet, Währenddessen stürmt es. Ich stelle mir die Szene recht dramatisch vor. Als sie zurückkehrt, ist sie schöner als je zuvor (ihre Haare haben sich gelöst!) und spricht:

> *»Jetzt habe ich ein Joch abgeworfen und mich ausgedreht aus einem alten Gesetz!«*

Um welches Joch und welches Gesetz es sich handelt, ist nicht schwer zu erraten: um das geltende Frauenbild. Die Frau als Mutter und als Dienerin. Dieses Bild wird nicht nur von den Männern gefördert, sondern auch von den Müttern weitergegeben. Und eben dieses von der Mutter erhaltene Joch hat sie abgeschüttelt. Gewissermaßen hat sie sich aus der noch nach deren Tode bestehenden Abhängigkeit von der Mutter befreit und ist damit Frau geworden, kann die ihr zugeschriebene Rolle verweigern. Jedenfalls glaubt sie das, wird aber bald eines Besseren belehrt, denn auf dem Rückweg geschieht etwas:

> *Der Wind kam den dreien nach und riß an ihren Gewändern; er wirbelte den Staub auf. Es war dunkel mitten am Tag, als wollte es augenblicklich Nacht werden. Vögel hasteten zwischen den Häusern hin, Menschen liefen in einem braunroten Dunst an ihnen vorbei, von oben legte sich Finsternis auf alles. Als sie an die Brücke kamen, fing die Färberin mit eins an, langsamer zu gehen. Sie blieb stehen, tat wieder ein paar Schritte. Sie taumelte, als hätte sie einen Schlag empfangen, und fuhr mit der einen Hand zu ihrem Kopf, gegen das Ohr hin.*

Die Färberin hört die Stimme ihrer Mutter, diese ruft nach Barak, er solle sie binden und töten, weil sie ihrer Pflicht nicht nachkomme –

der Tod wäre besser als die Pflichtvergessenheit. Hier handelt es sich gewiss um eine durch die Furcht vor der endgültigen (wenngleich vollzogenen) Trennung ausgelöste Wahnidee, die als gemeinsames Handeln der Mutter und Barak erlebt wird.

Es gibt noch eine andere, wenngleich ähnliche Interpretation dieser Stelle:

Julian JAYNES beschreibt die Entstehung des Bewusstseins als begleitet von Halluzinationen. Diese gibt es zwar schon vorher, aber sie treten als Widerstand gegen das Bewusstsein gerade dann besonders auf, wenn es Entwicklungssprünge gibt. Als einen solchen Bruch kann man die Emanzipation der Färberin von ihrer Mutter und ihrem Gesetz sowie der eigenen Mutterschaft bzw. Funktion als Ehefrau betrachten[63]. So nimmt es nicht wunder, wenn gerade in diesem Moment die Halluzinationen auftreten[64].

An dieser Stelle gibt es aber ein Problem: Einerseits entwickeln sich Färberin und Kaiserin beide in die progressive Richtung.

Andererseits sind aber die Inhalte und die Ziele der beiden Wege entgegengesetzt. Die Färberin möchte nicht Mutter werden und aus dem Joch der Ehe austreten und ist gewillt, dafür ihren Schatten herzugeben. Die Kaiserin möchte einen Schatten erwerben, mit dem sich die Rettung des Kaisers und die Mutterschaft verbinden könnten. Das Gemeinsame ist aber wiederum, dass beide diese ihre Entscheidungen in Freiheit treffen wollen, was die Gefahr des egoistischen Handelns beinhaltet – bei beiden.

Schwer fällt es auch, diese Gegebenheiten mit der Nomenklatur VON HOFMANNSTHALS von Präexistenz und Existenz in Zusammenhang zu

---

[63] "Auch in unserer Zeit ist "regretting motherhood" als solche Emanzipation zu betrachten, mit der sich immerhin auch die Emanzipation von biologischen Gesetzmäßigkeiten verbindet. Das Biologische ist damit nicht mehr vollkommen notwendig und ausweglos, sondern änderbar. Könnte man womöglich die Möglichkeit, einen Schatten zu erwerben bzw. abzugeben, als gedachte Emanzipation von physischen / physikalischen Gesetzmäßigkeiten deuten? Dann würde es sich um Magie handeln, denn Magie ist eben das. Und wovon handelt ein Märchen, wenn nicht von Magie?
[64] Folgen wir JAYNES, so haben an einer ähnlichen entwicklungsgeschichtlichen Stelle die Helden der Ilias die Stimmen ihrer Götter gehört. Bei der Färberin ist es zwar keine Göttin, sondern "nur" die Mutter, aber immerhin richtet sie ein Gebet an sie. Das Prinzip dieses Stimmenhörens ist nach JAYNES, dass sich bei einer sich abzeichnenden Lösung einer Abhängigkeit die Person/Struktur, von der die Abhängigkeit besteht, halluzinatorisch „meldet", dass sie sozusagen eine Weile als Stimme „mitgenommen" wird.

bringen. Selbst die Übersetzung in die WILBERschen Begriffe "Prä-personal" und "Personal" ist mit Widersprüchen behaftet.

Vorläufig können wir aber annehmen, dass beiden Frauen etwas fehlt, was sie von der jeweils anderen erhalten und integrieren kön-nen, um ganz zu werden. So richtig befriedigt diese Erklärung aber noch nicht. Ich werde zu diesem Thema noch einmal zurückkehren müssen.

An dieser Stelle bietet es sich an, nochmals eine Repertorisation der Färberin vorzunehmen. Bei den anderen Personen dürfte sich noch nicht viel geändert haben (bzw. habe ich zu Barak noch gar keine Re-pertorisation vorgestellt).

1	Gemüt - Beschwerden durch - Bevormundung - lange Zeit, für	11
2	Gemüt - Abneigung - Ehemann; gegen ihren	18
3	Gemüt - Launenhaftigkeit, launisch	153
4	Gemüt - Wahnideen - Stimmen - hört	60
5	Gemüt - Zweifelt	72
6	Gemüt - Haß	95
7	Gemüt - Eifersucht	85
8	Gemüt - Liebe - liebeskrank	5
9	Gemüt - Boshaft	143
10	Gemüt - Mutterfixierung	11
11	Gemüt - Spotten - Sarkasmus, beißender Spott	41
12	Gemüt - Bestimmtheit	45
13	Gemüt - Reue	91
14	Gemüt - Verführung - Verlangen nach	1
15	Gemüt - Neid	48
16	Gemüt - Widerstreit mit sich selbst	27
17	Gemüt - Abschied - Trennung fällt schwer	1

18	Gemüt - Kühn	13
19	Gemüt - Mutig	52
20	Gemüt - Wahnideen - ermordet - werde ermordet; er	6
21	Gemüt - Ungehorsam	57

	lach.	sep.	sulph.	ign.	verat.	stram.	calc.	nux-v.	staph.	carc.
	14/26	14/21	13/22	12/18	12/18	11/18	11/17	11/17	11/17	11/11
1	-	1	-	2	-	1	1	-	2	1
2	-	3	-	-	1	-	-	-	-	-
3	1	3	2	2	1	1	1	2	3	1
4	1	-	2	1	1	1	1	-	-	-
5	2	1	2	2	2	1	2	1	1	1
6	2	1	3	1	-	1	2	2	1	-
7	4	1	1	1	1	2	2	3	2	1
8	-	-	-	-	-	-	-	-	-	-
9	2	1	1	1	1	3	2	3	2	1
10	1	-	-	-	-	-	-	-	-	-
11	2	1	-	1	-	-	-	1	-	-
12	2	1	1	-	1	-	-	1	-	1
13	2	2	3	2	3	3	2	1	1	1
14	-	-	-	-	-	-	-	-	-	-
15	2	1	1	1	-	-	1	1	2	-

	lach.	sep.	sulph.	ign.	verat.	stram.	calc.	nux-v.	staph.	carc.
16	-	2	-	-	-	-	-	-	-	-
17	-	-	-	-	-	-	-	-	-	-
18	-	-	-	-	1	-	-	-	-	1
19	1	-	1	2	1	-	-	-	1	1
20	-	-	1	-	-	1	-	-	-	-
21	2	1	1	-	2	1	1	1	1	1

Wohl war ich überrascht, dass sich Lachesis nun rein rechnerisch an die Spitze der Repertorisation geschoben hat, aber immerhin ist Sepia noch an zweiter Stelle. Was ist es aber um Lachesis? Es scheint durchaus so, als hätten sich da wirklich einige Elemente von Lachesis eingeschoben.

Mehr dazu weiter unten. Auch Ignatia erscheint möglich, bei dieser exaltierten, fast hysterisch zu nennenden Note der Handlung. Lycopodium erscheint weniger wahrscheinlich, aber Anacardium durchaus. Auch Platin (weiter "hinten") könnte eine Wahl sein. Die Mittelwahl wird, je tiefer wir gehen, umso schwieriger.

Die Situation eskaliert abermals, als die Kaiserin nach Hause kommt[65]. Es ist auch die Zeit der Kulmination, denn wie KUCKARTZ schreibt, haben sich mehrere Zeitspannen erfüllt:

Zeitlich gesehen wird man sich also vorzustellen haben, daß die drei Tage, die dem Kaiser zur Frist gesetzt waren, vergangen sind und auch die magische Bedingung der drei Nächte, die die Färberin getrennt von ihrem Mann verbringen mußte, erfüllt ist. Der mythische Augenblick der Entscheidung, der Kairos, ist gekommen. In ihm wird aller Schicksal endgültig werden, der Kaiserin, des Kaisers, Baraks, seiner Frau und auch der Amme und eigentlich sogar

---

[65] Wiederum JAYNES weist darauf hin, dass schon bei AUGUSTINUS *die jeweils wahrgenommene Außenwelt zur Metapher für die Innenwelt wird*. Wenn wir die Situation so sehen, wird deutlich, wie schwierig das alles für die Färbersfrau ist.

Keikobads selbst: sein Wille zur Erlösung des Menschen, das war der Auftrag des Herabstiegs seiner Tochter zur Erde, muß in Erfüllung gehen.

Barak ist gerade damit beschäftigt, sein Handwerk ein paar Kindern, die ihm helfen, zu erklären[66]. Bei der Begegnung der beiden, sagt sie ihm die Wahrheit (was entgegen mancher anderslautender Angaben nach meiner Meinung für Lachesis typisch ist, aber auch Sepia nicht ausschließt – von Lycopodium würde ich dieses Verhalten eher nicht erwarten). Als Rubriken wären da *"Ehrlich"* und *"Wahrheit - sagt (vorbehaltslos, rücksichtslos) die reine Wahrheit"* zu wählen. Die erstere Rubrik enthält Sepia. Beide enthalten Vanille und Olibanum sacrum, Mittel, die in dem hier besprochenen Raum durchaus als Alternativen in Betracht kommen. Lachesis ist in keiner der Rubriken, was aber meines Erachtens zu Unrecht der Fall ist.
Die Rücksichtslosigkeit wird in der Rede der Färbersfrau sehr deutlich.

Ich höre, du redest mit denen, von denen du vermeinst, daß sie noch kommen werden. So wisse denn und erfahre endlich: diese sind dahingegeben, denn sie wollten mir einen üblen Streich spielen, und dafür verdienen sie, was ihnen widerfahren wird.« Barak trat dicht auf sie zu; seine Augen hatten sich mit Blut unterlaufen, und sie standen jetzt nicht hervor, sondern lagen tief in den Höhlen, und ihr Ausdruck war furchtbar. ...
Sie tat den Mund auf, und wie die Lippen sich bewegten, verachtungsvoll und doch nachdrücklich, unter den hochmütig gesenkten Wimpern, glich ihr Gesicht einer unnahbaren Festung. »Du hast ein Feuer anmachen lassen, so siehst du mich denn und erblickst noch einmal, was du bald nicht mehr erblicken wirst. Doch du sollst auch begreifen, denn ich will nicht, daß du verlacht werdest, wie einer, der tölpisch ist und dem man sein Bett unter dem Leib stehlen kann.« Der Färber

---

[66] Es wird deutlich, dass ihm seine berufliche Tätigkeit sehr wichtig ist: Er kann Dingen Farbe geben, die er von anderen Dingen nimmt – ein dem Schattenhandel vergleichbarer Vorgang, nur dass es hier eben um Farbe geht, also um Licht und nicht um die Abwesenheit von Licht.
Interessant wäre auch, die Farbsymbolik in HOFMANNSTHALS Märchen zu betrachten.

stand im Dunkeln und regte sich nicht; nur seinen Oberleib lehnte er jetzt ein wenig vor, dabei wurden seine Zähne sichtbar und seine rotglühenden Augen. Die Frau senkte nur die Wimpern noch tiefer und sprach fort mit einer Stimme, die klang wie eine zum Reißen gespannte Saite: »Siehe, ich bin schön, und das ist nichts für deinesgleichen, und darum hast du den Knoten meines Herzens nicht lösen können. Meine Schönheit hat einen anderen gerufen, denn sie ist ein mächtiger Zauber«, ihre Stimme wollte umschlagen, aber die wilde Entschlossenheit ihres Herzens zwang sie, weiter zu sprechen, »darum habe ich einen Vertrag geschlossen, und gebe meinen Schatten dahin und die Ungewünschten mit ihm, und ein Preis ist ausbedungen, und ich nenne ihn dir: es ist die Zartheit der Wangen auf immer, und die unverwelklichen Brüste, vor denen sie zittern, die da kommen sollen, mich zu begrüßen – und einer ist ihr erster: diesem gehöre ich von nun ab.« Sie warf den Kopf in den Nacken und schwieg. Ein kurzer Lärm drang aus Baraks Brust; er glich kaum einem menschlichen Laut, aber er bezeugte für alle, daß er die Rede seiner Frau begriffen hatte.

Diese Passage wurde recht ausführlich zitiert, denn ich meine, dass sie sehr wichtig ist und einen abermaligen Bruch darstellt.
Wenn wir die Äußerung Baraks beim letzten Weggehen seiner Frau vergleichen, so stellt sich das jetzt vollkommen anders dar: Er wird zornig. Er wird extrem zornig. Insbesondere als die Kaiserin symbolisch sieben Fische stellvertretend für die sieben Kinder, die nun nicht zur Welt kommen sollen, ins Feuer wirft, steigert sich die Wut bis dahin, dass er seine Frau töten will (so wie es angeblich ihre Mutter bei Barak in Auftrag gegeben hat).
Als die Situation ihr Extrem erreicht, das Feuer erlischt, alle im Dunkeln stehen, das nur von Blitzen erhellt wird, findet ein merkwürdiger Tausch statt. Die Amme traut ihren Augen kaum, als sie die Kaiserin sieht, wie sie die Füße des Färbers umfängt, seine Frau sich aber von ihm entfernt.
Und da geschieht es: Er <u>erkennt</u> sein Weib und sie <u>erkennt</u> ihn[67].

---

[67] Die Färbersfrau sagt vorher in Bezug auf den Efriten, er habe sie zur Frau gemacht, ohne sie auch nur zu berühren. Sie weiß aber um das Saugende, Verschlingende des

Etwas ging in seinem Gesicht vor, das niemand sehen konnte; es war, als würde innerlich eine Binde von seinen Augen gerissen, seine und seines Weibes Blicke trafen sich für die Dauer eines Blitzes und verschlangen sich ineinander, wie sie sich nie verschlungen hatten. Er sah, was alle Umarmungen seiner ehelichen Nächte, deren er siebenhundert mit seiner Frau verbracht hatte, ihm nicht gezeigt hatten; denn sie waren dumpf gewesen und ohne Auge. Er sah das Weib und die Jungfrau in einem, die mit Händen nicht zu greifen war und in allen Umschlingungen unberührt blieb, und die Herrlichkeit und Unbegreiflichkeit des Anblicks schlug gegen seine Brust; er zog die Luft ein durch die Nüstern seiner breiten Nase wie ein Tier, das vor Schrecken stutzt, und seine riesigen erhobenen Fäuste zitterten. Das undurchdringliche Geheimnis des Anblicks reinigte ihn wie der Blitz von der Schwere seines Blutes; in der Größe seines gewaltigen Leibes glich er einem Kinde, dem das Weinen nahe ist.

...seine Gewalt war ihr wie eines Löwen und seine Ohnmacht wie eines Kindes; sie erschrak über den ungeheuren Zwiespalt mit einem süßen Schrecken und öffnete sich ganz, diese Zweiheit in sich zu vereinen – ihre Knie gaben nach in jungfräulichem Schreck, und ihr Herz umfaßte den Gewaltigen mit mütterlicher Zartheit. Ihr Mund hing voller ungeküßter Küsse, perlend, und aus ihren Augen brachen wie Feuerketten die Beseligungen, die sie zu empfangen und zu geben fähig war. Sie gab sich ihm hin in dieser Sekunde, wie sie sich nie gegeben hatte, in einer Umarmung ohne Umschlingungen und einem Kusse, in dem die Lippen sich weder berührten noch trennten.

Barak wird von der Schwere gereinigt, die Eheleute erkennen einander, die Fischlein verbrennen völlig und der Schatten gleitet von ihr weg – aber bisher noch nicht zur Kaiserin. Er wird vom blauen Boten eingefangen.

Efriten. Hier geschieht Ähnliches, auch der Färber macht seine Frau zur Frau, ohne sie zu berühren (und sich zum Manne).

Es scheint wichtig, dass dieser Höhepunkt des ganzen Märchens in einer völligen, nur von Blitzen erhellten Dunkelheit stattfindet,

Es geschieht das ewige Wunder, dass aus der finstersten Finsternis das strahlendste Licht neu geboren wird.

KUCKARTZ

Man ist an dieser Stelle selbstverständlich an das Licht erinnert, das in der Dunkelheit scheint, aber von der Dunkelheit nicht begriffen (oder ergriffen) wird (Joh. 1,5).
C.G. JUNG macht sich in seiner Arbeit über PARACELSUS[68] Gedanken über dieses Licht der Finsternis.
Er meint, dass es gewissermaßen zwei Lichter der Finsternis gibt: Das eine ist das Lumen superius, das von oben auf die Finsternis scheint, von der Finsternis abgelehnt wird und so zum Gegensatz zwischen Licht und Dunkelheit und zum manichäischen Kampf führen muss, in dem der Mensch gewissermaßen aufgerieben wird. Daneben gibt es aber für PARACELSUS noch ein zweites Licht, das aus der Dunkelheit selbst kommt und <u>in ihr</u> scheint: das Lumen naturae. Es geht von den Dingen der Natur (also auch vom Menschen) aus. Und es ist die Triebfeder von Geburt, Vermählung, Tod und Wiederkehr[69].

Trotz dieser plötzlichen Wandlung handelt es sich bis zu dieser Stelle um eine Geschichte des Scheiterns. Die Fischlein sind verbrannt, laut Vertrag mit der Amme kann die Färbersfrau jetzt keine Kinder mehr bekommen, die Wandlung des Paars hat sich nicht im Alltag bewährt, hat also keine Bestätigung erfahren.
Kaiserin und Kaiser sind ebenfalls gescheitert. Die Kaiserin hat immer noch keinen Schatten, der Kaiser ist versteinert, der rote Falke verschwunden. Die beiden haben bis zu dieser Stelle zwar ihren

---

[68] „Paracelsus als geistige Erscheinung"
[69] Vielleicht hängt damit zusammen, dass das Sakrament der Ehe sich die Eheleute gegenseitig spenden.
Vielleicht gestaltet Lars VON TRIER in seinem Film "Melancholia" das Missglücken eines solchen Sakraments, die Unfähigkeit, dieses Licht zu entzünden. Nicht umsonst findet diese Hochzeit im Mai statt, dem Paracelsischen Monat der exaltatio, in dem sich die Gegensätze vereinen (können). Das gelingt hier nicht. Deshalb kommt Melancholia und löscht alles Leben aus. Was zurückbleibt, ist die saturnische Steinwelt (dieselbe, in der der Kaiser schon gefangen ist).

Alltag gelebt, aber das Überfließen der ersten Begegnung konnte sich nicht wiederholen.

Hilfe kann jetzt nur noch vom Geisterreich kommen. Die Amme ist keine Hilfe, denn sie hat ja eigentlich in ihren vordergründigen Aktionen das Scheitern provoziert, nicht wissend, dass es nicht darum geht, einen Schatten zu erwerben, sondern dass der Schatten ein Symbol der vollständigen Menschwerdung ist, die man niemandem abkaufen oder durch andere Machenschaften gewinnen kann. Zudem würde man denjenigen ins Vormenschliche zurückstoßen. Darin besteht die Bösartigkeit der Amme. Eigentlich im Nichtwissen[70].

Bevor wir auf das Geschehen im Geisterreich eingehen, soll eine Repertorisation Baraks versucht werden.

Zentral scheint dabei ein Widerspruch zu sein: Auf der einen Seite die Milde und Fürsorge für seine Frau, auf der anderen Seite ein extremer Zorn, der bis zum Tötungswunsch geht und insbesondere dann auftritt, wenn er in seinem zentralen Anliegen verletzt wird: eine Familie mit Kindern.

1	Gemüt - Farben - Verlangen nach	4
2	Gemüt - Geschäftig, betriebsam	154
3	Gemüt - Großzügig, zu	17
4	Gemüt - Heftig, vehement	134
5	Gemüt - Kinder - zeugen und zu haben; Verlangen, Kinder zu	8
6	Gemüt - Liebe - Familie; die	32
7	Gemüt - Liebe - Kinder; liebt	12
8	Gemüt - Liebevoll, voller Zuneigung, herzlich	86
9	Gemüt - Milde	120

---

[70] Im Buddhismus, mit dem HOFMANNSTHAL dank HEARN vertraut war, ist die Unwissenheit eines der drei Geistesgifte neben der Gier und dem Hass. Von allen drei Giften, dessen grundlegendstes tatsächlich die Unwissenheit ist, scheint die Amme gekostet zu haben.

10	Gemüt - Nachgiebigkeit	70
11	Gemüt - Pflicht - zu viel Pflichtgefühl	38
12	Gemüt - Raserei, Tobsucht, Wut	163
13	Gemüt - Töten, Verlangen zu	72
14	Gemüt - Töten, Verlangen zu - geliebte Menschen	10
15	Gemüt - Töten, Verlangen zu - plötzlicher Impuls zu töten	22
16	Gemüt - Unterwürfig, servil	12
17	Gemüt - Verantwortung - ernst; nimmt seine Verantwortung zu	25
18	Gemüt - Zurückhaltend, reserviert	134

	ars.	nux-v.	nat-m.	lyc.	sulph.	staph.	cupr.	puls.	phos.	aur.
	13/21	12/20	12/19	11/18	11/15	11/14	11/13	10/20	10/17	10/16
1	-	-	-	-	-	-	-	-	-	-
2	1	1	1	2	1	1	1	1	1	3
3	-	1	1	-	1	1	-	-	-	-
4	1	3	2	2	2	1	1	-	2	3
5	-	-	1	-	-	-	-	1	-	-
6	2	-	1	-	1	-	1	1	1	2

	ars.	nux-v.	nat-m.	lyc.	sulph.	staph.	cupr.	puls.	phos.	aur.
	13/21	12/20	12/19	11/18	11/15	11/14	11/13	10/20	10/17	10/16
7	2	-	-	-	-	-	-	-	1	-
8	1	2	2	1	2	2	1	3	2	1
9	3	2	3	2	2	1	2	3	2	1
10	-	2	1	2	-	1	1	3	1	2
11	2	1	1	1	-	-	1	-	-	1
12	2	1	2	3	2	1	2	2	2	1
13	2	2	-	2	1	2	1	-	2	-
14	1	2	-	-	-	-	-	-	-	-
15	2	2	-	-	1	1	-	-	-	-
16	-	-	-	1	1	1	-	3	-	-
17	1	-	1	1	-	-	1	1	-	1
18	1	1	3	1	1	2	1	2	3	1

Von Arsen, dem Mittel, das rechnerisch an der Spitze steht, können wir nicht viel wahrnehmen. Natrium muriaticum und Staphysagria scheinen mir den erlittenen Verletzungen zu entsprechen – bis hin zur Verzweiflung von Aurum (wobei womöglich auch Aurum muriaticum natronatum denkbar wäre). Die Milde und Großzügigkeit finden wir in Phosphor und Pulsatilla und schließlich die Tatkraft, aber auch den Zorn bis hin zur Tötungsabsicht bei Nux vomica. Auch hier können wir von Lycopodium nicht viel spüren.

Die Erlösung: Jenseits der Mondberge, unter dem Sichelmond

In dem Moment, als sich Barak und seine Frau gegenseitig erkennen (was durchaus im biblischen Sinne gemeint ist), verschwinden sie vor den Augen der anderen Anwesenden (und finden sich jenseits der Mondberge im Reich Keikobads wieder). Die Kaiserin, die gerade noch die Füße Baraks umfasst hatte, liegt wie tot und der Schatten hat sich von der Färberin gelöst, will fliehen, wird aber vom blauen Boten (jenem des Anfangs) wieder eingefangen. Die Situation hat sich also deutlich geändert, ist aber noch lange nicht gelöst. Man könnte im miasmatischen Sinne vermuten, dass sie auf die syphilinische Spitze getrieben ist (was freilich bisher nur für das Färberspaar eine positive Auswirkung hat – und auch das nur teilweise, denn immerhin ist der Schatten weg). Die Konflikthaftigkeit der Beziehungen besteht weiter.

Als die Kaiserin wieder zu sich kommt, gleicht ihr Gesicht völlig dem einer Menschenfrau[71]. Die Amme weiß, was zu tun ist und begibt sich mit ihr ebenfalls ins Geisterreich, allerdings auf andere Weise als das Färberspaar: nämlich in einem Boot.

Alle Beteiligten befinden sich jetzt also im Geisterreich. Die Fee, Barak und seine Frau haben wichtige Entwicklungsschritte getan. Der Kaiser war hierzu naturgemäß nicht in der Lage und die Amme bleibt dem Alten verhaftet, ist das konservativste Element der ganzen Geschichte. Bei allen sind aber diese Entwicklungsschritte noch nicht konsolidiert, denn es fehlen noch zwei Geschehnisse: Der Kaiser muss sich aus seiner Erstarrung zu Stein lösen, wozu er Hilfe braucht, und die Kaiserin muss einen Schatten erhalten. Dass dies nicht der Schatten der Färberin sein kann, dürfte klar sein, denn das ist eben nicht ihr Schatten und das Problem wäre nicht gelöst, sondern nur verlagert.

Es gibt noch zwei Unbekannte: Keikobad und das Goldene Wasser. Man fragt sich unwillkürlich, was Keikobad von dem Geschehen

---

[71] Das bedeutet nichts weiter, als dass sie ein Stück weiter zur Menschin geworden ist. Wir kennen das aus der Alchimie: Die Farbe des Goldes zu erreichen, bedeutet, ein Stück weit auf dem Weg zum Gold vorangekommen zu sein. Die Annahme solcher Veränderungen – in der laborantischen Alchimie wie beim Menschen – bedeutet freilich, dass man an die Möglichkeit von Wandlung glaubt. Solche Allgemeinplätze wie "Menschen ändern sich nicht" haben hier keinen Platz – und auch in der Geschichte von der „Frau ohne Schatten" nicht.

weiß. Immerhin ist er der Geisterfürst und die Fee ist seine Tochter. Er sollte also irgendwie informiert sein. Es drängt sich sogar der Verdacht auf, er selbst habe das alles inszeniert. Leider erfahren wir über ihn weiter nichts.

Und dann ist da noch das Goldene Wasser des Lebens, von dessen Absichten wir fast nichts wissen, nur dass es offenbar sehr mächtig ist.

Doch, wenige Informationen gibt es:

Die eine ist die Antwort auf die Frage, was es um das Verhältnis von Keikobad und dem goldenen Wasser ist. Sie lautet:

Die großen Mächte lieben einander.

KUCKARTZ interpretiert das so, dass es die Liebe ist, die Geist (Keikobad) und Leben (Goldenes Wasser) verknüpft.

Dafür spricht noch mehr. Es fällt eine andere Äußerung: Es wird gefragt, ob denn das goldene Wasser richtet und ein Urteil verkündet. Die Antwort ist:

Nein, aber es verwandelt, und das ist mehr.

Das erinnert an den bereits mehrfach zitierten Satz:

Ungewiesen seinen Weg finden wie die Schlange an der Erde und wie der Weih in der Luft ist Seligkeit, aber Liebe ist mehr.

Das hieße dann zusammengenommen: Liebe ist Verwandlung und diese kann durch das goldene Wasser bewirkt werden[72].

---

[72] In der Alchimie ist das Gold Symbol der Wandlung, indem die Wandlung zum Golde hin erfolgt (und gleichzeitig durch Gold bewirkt werden kann).

Am Golde hängt, zum Golde drängt doch alles... „Faust" 2802

Gemeint ist zunächst die Wandlung der Metalle, aber in einer weiteren Bedeutung gibt es das Trinkgold, das Aurum stabile, welches die Panacee und die Wandlung von Krankheit zu Gesundheit darstellt, selbstverständlich nicht ohne selbst giftig zu sein. Auch in der miasmatischen Homöopathie kann man Gold als Wandlungsmittel begreifen. Es ist eines der zentralen Mittel der Syphilinie, in der sich alles entscheidet: Entweder der Tod (was auch eine Art Wandlung ist) oder ein neues Leben – will meinen: einen neuen miasmatischen Zyklus.

Aber wir müssen jetzt wieder dem Gang der Handlung folgen. Vom Goldenen Wasser wird dabei erneut zu reden sein.

Im Zentrum der weiteren Handlung steht die Fee /Kaiserin. Bei ihr gibt es wohl die meisten unerledigten Probleme. Beim Kaiser ist das ähnlich, nur ist er gerade, da versteinert, nicht handlungsfähig.

Als erstes erfolgt die endgültige Trennung von der Amme. Diese hat zwei Aspekte. Zum einen bedeutet die Trennung von der Amme das Ende der Rundum-Versorgung, denn dafür war ja die Amme da. Zum anderen hat KUCKARTZ darauf hingewiesen, dass die Beschreibung

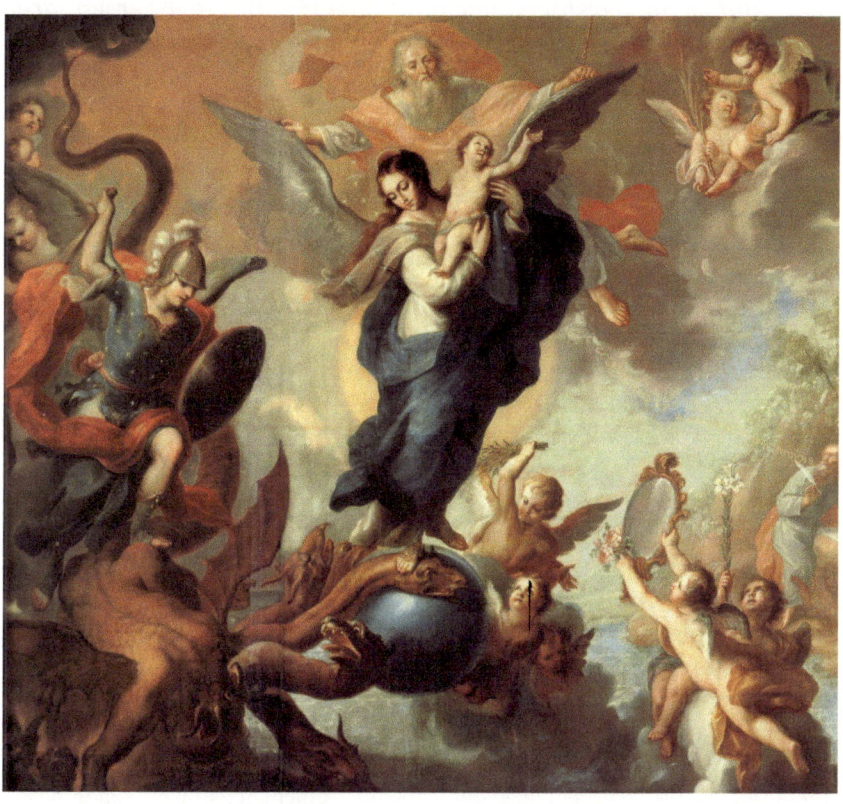

Dass jene Art von Wandlung durch Liebe bewirkt werden kann, ist eine schöne Vorstellung. Nicht umsonst ist Gold ein Zeichen der Liebe und der Hieros gamos, die heilige Hochzeit, die Hervorbringung des Goldes.

dieser Trennung dem großen mythischen Bild der Jungfrau Maria entspricht, die mit ihrem Fuß auf dem Drachen steht, der außerdem noch vom Erzengel Michael attackiert wird.

Die entsprechende Stelle bei HOFMANNSTHAL finden wir, nachdem die Fee zu der Amme von ihrer Schuld gegenüber den Menschen – hier Barak und seine Frau – gesprochen hat.

> *Die Amme duckte sich zur Seite und hielt den Blick ihrer Herrin nicht aus, und ihr war, als würde die Kaiserin von oben auf sie niederstoßen wie ein Vogel und mit den Fersen ihrer leuchtenden Füße auf sie treten, so furchtbar war der Zorn in ihren Mienen.*

Wir haben hier, wenn wir das Bild mit dem Text in Beziehung setzen, merkwürdige Verdoppelungen vor uns: Einerseits ist die Kaiserin sowohl der Erzengel Michael, der den Drachen von oben attackiert als auch die weibliche Gestalt – Maria oder eine ihr entsprechende Gestalt –, die den Drachen mit ihrer Ferse zerquetscht. Andererseits sehen wir auf dem Bild Michael im blauen Harnisch, was dem zwölften Geisterboten des Anfangs, der auch hier wieder auftritt, entsprechen könnte. Und schließlich spricht die Kaiserin davon, dass sie den Ort kennt, da sie ihn als junge Schlange aufgesucht habe. Das Schlangensymbol ist also gleich ein dreifaches; die Kaiserin selbst, die Amme als Nahrungsouroboros und das Böse als solches[73].

Und natürlich trägt die apokalyptische Madonna das Kind im Arm, denn nach Vernichtung des Drachen (bzw. der Erlangung der Unabhängigkeit von ihm) ist Schwangerschaft möglich, denn die mythische Frauengestalt ist Mensch geworden (und bringt den Sohn Gottes als Menschen zur Welt). Bei HOFMANNSTHAL ist der zukünftige Vater freilich nicht Gott, sondern der Kaiser. Und dieser muss – wie die Kaiserin – erst noch erlöst werden, bzw. der Knoten um beider

---

[73] Diese Doppel- bis Mehrdeutigkeit der Symbolik ist nicht erstaunlich, sondern vielmehr die Regel bei allen großen Symbolen. Auch der blaue Bote ist doppeldeutig, wenn er anfangs vom Erwerb des Schattens als einem in der Geisterwelt verhassten Geschehen spricht, es dann aber selbst ist, der der Kaiserin einen Schatten überreicht. Wir finden diese Doppeldeutigkeit auch wieder in der miasmatischen Interpretation, die insbesondere zwischen Syphilinie und Carcinosinie schwankt. Aber dazu unten mehr.

Herzen gelöst. Diese Erlösung kann aber nur durch die Kaiserin geschehen. Festzuhalten ist aber, dass die Trennung von der Amme eine endgültige ist. Die Kaiserin wird ihr nicht wieder begegnen. Daher möchte ich an dieser Stelle eine Repertorisation der Amme versuchen.

Einerseits erfüllt die Amme ihre Aufgabe, sich um die Kaiserin zu kümmern, gehorsam, und das, obwohl sie die Welt der Menschen hasst. Sie erfüllt dabei jeden Auftrag, sei es einer der Kaiserin oder einer Keikobads. Andererseits erscheint sie aber im Text so überhaupt nicht sympathisch, heuchlerisch, manipulativ und unehrlich. Obwohl sie all das im Interesse ihres Schützlings tut (oder wähnt, dass das so im Interesse der Kaiserin läge), hat sie dabei doch jedes Gefühl dafür verloren, was man tun kann und was nicht. Sie verfügt nicht über ein moralisches Empfinden, das ihr den richtigen Weg weisen kann. So bleibt sie an der Oberfläche der Erfüllung ihres Auftrags. Das ergibt in der Repertorisation folgendes Bild:

1	Auge - Haare - Haarausfall - Wimpern	26
2	Gemüt - Abneigung - Menschen; gegen - alle, gegen	18
3	Gemüt - Boshaft	143
4	Gemüt - Diktatorisch	61
5	Gemüt - Gleichgültigkeit, Apathie - Leiden; gegen - anderer Menschen	4
6	Gemüt - Hart, entschieden	5
7	Gemüt - Hause, zu - Verlangen, nach Hause zu gehen	53
8	Gemüt - Haß	95
9	Gemüt - Heuchelei	11
10	Gemüt - Hinterhältig, hinterlistig, falsch, verschlagen	50

11	Gemüt - Höflich - zu höflich, übertrieben höflich	2
12	Gemüt - Manipulierend	11
13	Gemüt - Menschenfeindlichkeit, Misanthropie	60
14	Gemüt - Moralischem Empfinden; Mangel an	68
15	Gemüt - Unterwürfig, servil	12
16	Gemüt - Verächtlich	56

	merc.	sulph.	lyc.	lach.	puls.	sep.	nux-v.	sil.	ars.	nat-m.
	13/16	12/20	10/19	10/16	10/16	10/11	9/16	9/12	8/13	8/12
1	2	2	-	-	-	1	-	1	2	1
2	2	2	-	-	-	1	2	-	-	1
3	1	1	2	2	1	1	3	-	3	1
4	2	2	3	1	1	1	1	2	1	-
5	-	-	-	-	-	-	-	-	-	-
6	1	-	1	1	-	-	-	-	-	-
7	1	-	-	2	1	-	-	1	-	-
8	1	3	1	2	1	1	2	-	1	4
9	1	2	3	-	2	1	1	2	-	-
10	1	1	1	3	1	1	3	1	2	2
11	-	-	-	-	-	-	-	-	-	-
12	-	2	-	1	2	-	-	1	-	-

	merc.	sulph.	lyc.	lach.	puls.	sep.	nux-v.	sil.	ars.	nat-m.
	13/16	12/20	10/19	10/16	10/16	10/11	9/16	9/12	8/13	8/12
13	1	1	2	1	2	1	-	-	1	1
14	1	-	-	1	-	2	1	-	1	1
15	-	1	1	-	3	-	-	1	-	-
16	1	1	2	2	1	-	2	1	2	1

Ausschließen würde ich von diesen Mitteln Sulphur, Pulsatilla und Silicea. Weiter würde ich zur Bedingung machen, dass das Mittel in der Rubrik „Mangel an moralischem Empfinden" stehen sollte und unter „Abneigung gegen alle Menschen". Da erscheinen mir insbesondere Mercurius und Lachesis interessant. Ich würde Mercurius wählen (siehe auch weiter unten).

Aber zurück zur Kaiserin:

Gewissermaßen als Vorbereitung auf ihre Aufgabe begegnet sie den ungeborenen Kindern von Barak und seiner Frau, also anders als der Kaiser, fremden Kindern. Es ist eine Szene von großem Ernst, und anders als seinerzeit der Kaiser nimmt die Kaiserin diesen Ernst wahr. Es geht darum, dass sie für ihre Verfehlungen gerichtet bzw. verwandelt werden soll. Sie sieht ein, dass sie sich vergangen hat. Es lohnt sich, die entsprechende Passage im Zusammenhang zu lesen.

> *Die Farbe seines Gewandes* [die Rede ist vom ältesten Sohn Baraks] *sank aus dem Rot in das Violett, gleich einer Wolke am dunklen Abendhimmel. – Nicht dir werden sie vorge-führt werden, Frau, sondern du wirst vorgeführt werden und dies ist die Stunde. – Die Kaiserin trat hinter sich. – Wer richtet über mich? fragte sie leise. – Versammelt sind die*

*Unsichtbaren, Frau, wie es dir nun belieben mag! sagte er
und verneigte sich ernst vor ihr; ein Todesurteil hätte er
nicht ernster verkünden können. Dunkel war wieder sein
Gewand, wie der nächtliche Himmel ohne Sterne. – Die Kaiserin holte tief Atem. – Ich habe mich vergangen, sagte sie.
Sie senkte die Augen und richtete sie gleich wieder auf ihn,
der mit ihr sprach. Das Wesen horchte, antwortete nicht sogleich. Die Seele trat in seine Augen; er schien die Worte zu
liebkosen, die aus ihrem Mund kamen. – Das muß jeder sagen, der einen Fuß vor den anderen setzt. Darum gehen wir
mit geschlossenen Füßen.*

Hinter sich zurücktreten und mit geschlossenen Füßen ge-
hen: zwei Bewegungsmetaphern für psychische Zustände

Wie kann man hinter sich zurücktreten? Wenn Existenz das Herausstehen und Aufstellen bedeutet, würde das zur Kaiserin passen. Als
Kaiserin steht man ja heraus, das kann gar nicht anders sein. Dennoch ist sie, wie HOFMANNSTHAL selbst sagt, in einem Zustand der
Präexistenz, kann also die mit dem Herausstehen verbundenen Aufgaben und Herausforderungen nicht erfüllen. Indem sie das begreift,
muss sie wieder hinter dieses Herausstehende zurücktreten, gewissermaßen redigieren. In dieser Regression kann sie nun die Voraussetzungen erlangen, wirklich zur Existenz zu gelangen. Dabei werden
Regression und Progression nicht immer zeitlich klar zu unterscheiden sein, sind aber ganz sicher beide vorhanden.
Etwas schwieriger ist es mit dem Gehen mit geschlossenen Füßen,
eine Bewegungsform, die uns Menschen eigentlich weder gemäß
noch möglich ist. Hier stellt sich aber die Frage, was diese Metapher
bedeuten könnte; und auch die Frage, woher sie stammt, ob sie
HOFMANNSTHAL erfunden hat oder ob er auf sie zurückgriff. Letzteres
kann leicht bejaht werden, indem man HOFMANNSTHAL eine tiefgrei-
fende Kenntnis von GOETHEs "Faust" zugestehen muss. Hier gebraucht nämlich GOETHE das Bild – in der "Walpurgisnacht" (4183):

FAUST

*Mephisto, siehst du dort
Ein blasses, schönes Kind allein und ferne stehen?*

Sie schiebt sich langsam nur vom Ort,
Sie scheint mit geschloss'nen Füßen zu gehen.
Ich muss bekennen, daß mir deucht,
Daß sie dem guten Gretchen gleicht.

Was Faust hier wahrnimmt, ist eine Vision des Gretchens im Kerker, unter Vorwegnahme der Enthauptung (*ein rotes Schnürchen, nicht breiter als ein Messerrücken*). Nach SCHÖNE bedeutet das Gehen mit geschlossenen Füßen nichts weiter als die Tatsache, dass die Füße mit Ketten gefesselt sind.

So naheliegend das auch ist, die Bedeutung des Bildes muss sich nicht darin erschöpfen. Offenbar hat auch HOFMANNSTHAL so gedacht, denn die geschlossenen Füße als nichts weiter als gefesselte Füße zu sehen, würde zu HOFMANNSTHALs Verwendung der Metapher nicht so recht passen.

Was könnte dann weiter die Bedeutung von geschlossenen Füßen sein? Zum Teil wird das direkt gesagt:

Nur der kann sich vergehen, der einen Fuß vor den anderen setzt. Wer mit geschossenen Füßen geht, kann das nicht. Einen Fuß vor den anderen setzen heißt fortschreiten, heißt Veränderung, heißt Verrat, bedeutet, um mit LUTHER zu sprechen, die unausweichliche Sünde zu begehen.

Die letzten Worte in MILTONs "Paradise lost" sprechen über das erste Menschenpaar nach der Vertreibung aus dem Paradies:

Som natural tears drop'd, but wip'd them soon;
The world was all beopre them, where to choose
Thir place of rest, and Prividence thir guide:
They hand in hand **with wandring steps**[74] *and slow*
Through EDEN took thir solitarie way.[75]

---

[74] Hervorhebung: D.A. Elendt
[75] Oder deutsch in der Übersetzung von Adolf BÖTTGER:
Sie fühlten langsam Thränen niederperlen,
Jedoch sie trockneten die Wangen bald;
Vor ihnen lag die große weite Welt,
Wo sie den Ruheplatz sich wählen konnten,
Die Vorsehung des Herrn als Führerin.
Sie wanderten mit langsam zagem Schritt
Und Hand in Hand aus Eden ihres Wegs.

Irgendwie keimt in mir der Verdacht, dass sowohl Adam und Eva als auch Gretchen auch nach der Sünde weiter im Stand der Unschuld sind.

Dennoch: Wir können es uns aussuchen: verweilen und die Füße nicht bewegen (Fausts Sehnsucht: *Zum Augenblicke dürft' ich sagen: verweile doch, du bist so schön, 11581*) oder aber fortschreiten (die Siebenmeilenstiefel im vierten Akt des "Faust")[76]. Progression, Stase oder gar Regression kann man damit in Verbindung bringen. Und Regression kann, wie eben für die Kaiserin angedeutet eine Verschnaufpause bedeuten, ein Anlaufnehmen, um den nächsten großen Schritt zu verwirklichen.

Mathias MAYER hat es unternommen, dem Motiv des Gehens mit geschlossenen Füßen in der "Frau ohne Schatten" andere Beispiele zur Seite zu stellen, beginnend mit einem Erlebnis des Dichters selbst:

> *Wie im Traum bin ich die Straße heraufgekommen, als wäre ich mit geschlossenen Füßen gegangen und doch glaube ich, war ich nie im Leben so wach.*

Ein merkwürdiger Bewusstseinszustand muss das sein, gleichzeitig wie in einem Traum und von höchster Wachheit.

MAYER geht in seiner Argumentation viel weiter zurück: in die ägyptische Welt. Hier zitiert er HELIODOR:

> *Sie setzen die Füße nicht schrittweise, einen nach dem anderen vorwärts, sondern in einer mehr durch die Luft schwebenden Bewegung durchschneiden sie mehr den Raum, als daß sie ihn durchschreiten. Aus diesem Grunde geben die Ägypter auch den Gottesbildern eng geschlossene Füße, als wäre es nur einer.*

In der Tat lassen sich Beispiele finden für diese Auffassung. Besonders bei sitzenden Statuen wird das deutlich (hier eine Statue der Göttin Hathor).

---

[76] Beides für sich genommen halte ich für problematisch. Beides zusammen ergibt Sinn.

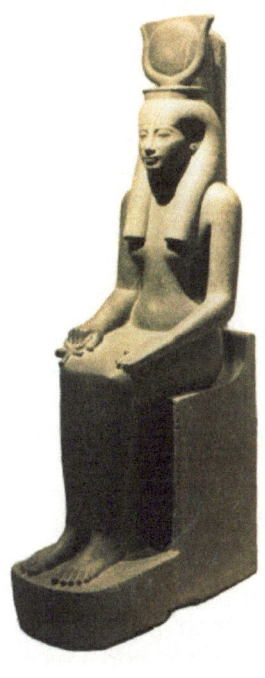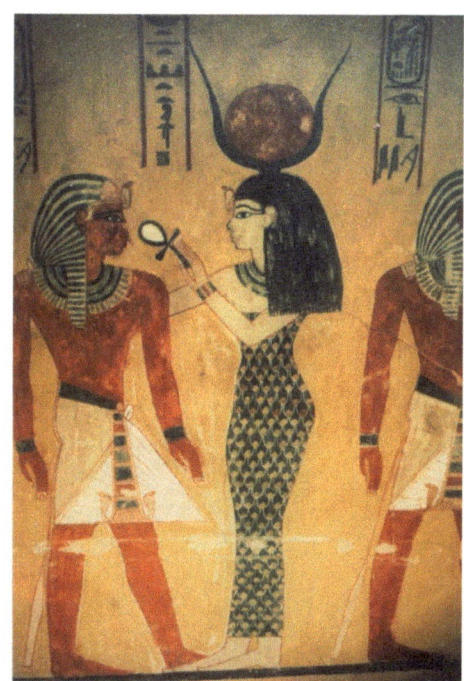

Im nächsten Bild sehen wir die gleiche Göttin, wie sie einem Pharao das Symbol des Lebens darreicht. In einem solchen Kleid kann man wohl tatsächlich nur Trippelschritte unternehmen bzw. schweben.

Und die künstlerisch gearbeiteten Sarkophage ahmen wohl den Kopf des Toten nach, seine Beine sind aber nicht getrennt dargestellt.

Mit anderen Worten wäre die Darstellung der Götter und der Toten eine der Ewigkeit und würde den geschlossenen Füßen entsprechen, die der sterblichen Menschen den schreitenden Füßen. Nur leider scheint mir das so nicht zu stimmen.

Das nächste Bild zeigt die Unterschenkel einer Gottheit (dass es sich um eine Gottheit handelt, ist angesichts der Größe klar ersichtlich). Und es zeigt diese (wahrscheinlich männliche) Gottheit im Schreiten.

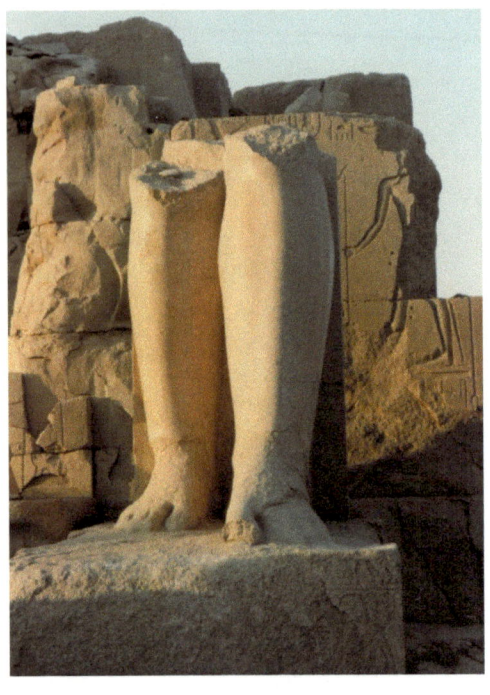

Schon durch dieses eine Bild ist gezeigt, dass die Hypothese, die ägyptischen Gottheiten würden mit geschlossenen Füßen dargestellt, so nicht generalisiert werden kann. Es gibt aber durchaus noch weitere entsprechende Abbildungen.

Es stellt sich die Frage, wie sich diese Auffassung entwickeln konnte und was sie eigentlich bedeutet. Meine erste Idee hat zu tun mit Jean GEBSERs Auffassungen über die Entwicklung der Perspektive in der Kunst. Und da sind die ägyptischen Darstellungen weit entfernt von unseren heutigen Sehgewohnheiten, was in der Tat dazu führt, dass diese Statuen und Bilder meistens einen statischen Eindruck auf uns machen (auch im Gehen). Interessant ist dabei, dass GEBSER diese Entwicklung der Perspektive mit der Bewusstseinsentwicklung des Menschen in Verbindung bringt. Könnte – um einen großen Bogen zu schlagen – das Gehen mit geschlossenen Füßen von der Perspektiver her mit einem bestimmten Bewusstseinsstadium in Verbindung gebracht werden, das irgendwie der Präexistenz HOFMANNSTHALs entspricht (denn präexistent sind diese Gestalten bei HOFMANNSTHAL, die nicht schreiten, sondern gleiten, allemal)?

Eine weitere Hypothese soll wieder anhand eines Bildes aus einer Grabanlage illustriert werden. Wir sehen männliche und weibliche Personen. Beides sind offenbar Menschen. Die Frauen sind offenbar von den Männern gefangen genommen worden. Und bei ihnen wird sehr deutlich, dass bei ihnen die Füße geschlossen sind. Mehr noch: Man kann auch keine Arme erkennen.

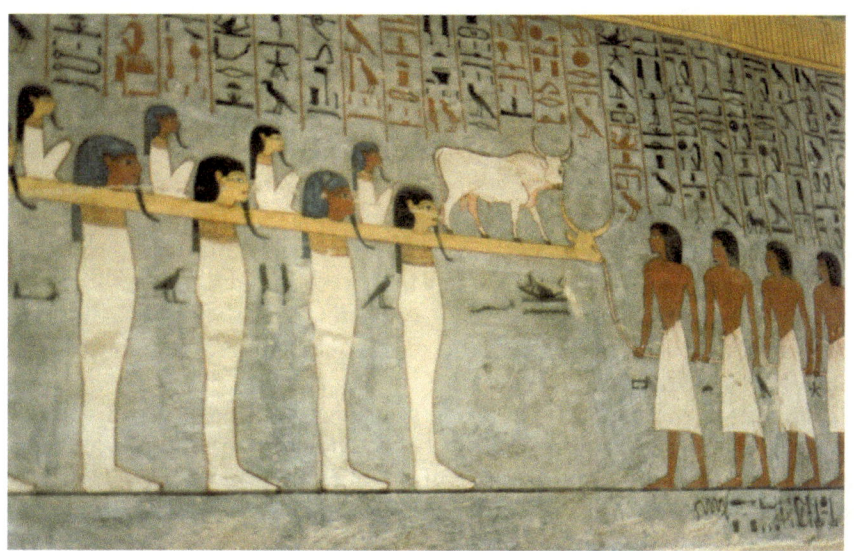

Könnte es sein, dass man Frauen als prädestiniert zum Gehen mit geschlossenen Füßen ansah, Männer zum Fortschreiten? Männer zum
Gefangennehmen und Frauen zum Gefangenwerden?

Man erinnere sich an die chinesische Sitte, die Füße der Frauen klein
zu halten, indem sie bewusst verkrüppelt wurden. So sind sie gebunden an Haus und Hof – eine Sitte, die in anderer Form bis in unsere
Zeit nachzuweisen ist.

Man erinnere sich auch der Meerjungfrauen, bei denen das Gehen
mit geschlossenen Füßen durch Schwimmen ersetzt ist und was für
Schmerzen es ANDERSENs kleiner Meerjungfrau macht, als ihre Beine
getrennt werden (wofür sie auch noch ihre Stimme hergeben muss).

MAYER führt noch eine andere mögliche Bedeutung des Gehens mit
geschlossenen Füßen an (ich erwähnte sie bereits): ein Symbol für
sexuelle Reinheit.
Er führt da unter anderem die Übersetzung eines DANTE-Textes (von
Karl STRECKFUß) an (Purgatorio XXVIII), der Begegnung DANTEs und
Matelda.

Und wie eine Tänzerin, die kaum empor
Die Sohlen hebt, mit engen Schritten gleitend
Ein zartes Füßlein kaum dem andern vor;
So sah ich sie, durch bunte Blumen schreitend,
Junfräulich bodenwärts den Blick gerichtet
Und Ehrbarkeit und Würde sie begleitend

Hierhin könnte auch der Bericht einer abessinischen Frau gehören, den Leo FROBENIUS abgedruckt hat und in dem es darum geht, dass nach dem Ende der Jungfernschaft (bzw. des Sexualaktes überhaupt) der Mann geht und die Frau bleibt, dass aber dennoch der Mann derselbe bleibt, während die Frau eine andere wird.
Wir könnten sagen, dass ihre Füße gelöst werden und dass sie eben dadurch erst vollständig wird. Aber es ist eben nicht nur der Geschlechtsverkehr als solcher, es ist die Liebe ..., denn sie verwandelt...

Und schließlich ist das Schweben mit geschlossenen Füßen auch die Bewegungsart der Engel. Sie haben zwar Flügel, aber sie setzen sie nicht wie die Vögel ein. Zumindest wird das in der christlichen Ikonografie so dargestellt. Ein moderneres Beispiel gebraucht David LYNCH in dem Twin-Peaks-Spielfilm "Fire walk with me".
Laura Palmer, die nicht gerade durch einen "sündlosen" Lebenswandel glänzte, erblickt nach ihrer Ermordung im roten Zimmer einen schwebenden Engel, der sie offenbar dort abholt. Auch hier findet keine Bewegung der Füße (oder der Flügel) statt, sondern es handelt sich um ein Schweben: Ein Schweben nach oben, dem sie wohl – wie Gretchen – nachfolgen wird (was LYNCH nicht mehr gestaltet hat)[77].

---

[77] Eine weitere Assoziation möchte ich noch erwähnen, die mir selbst so weit hergeholt erscheint, dass ich sie nur in einer Fußnote abdrucken möchte. Sie führt uns wieder zu Gretchen zurück und der Hypothese, dass deren Füße durch eine Kette geschlossen sind. Wir haben schon oft in Filmen die Trippelschritte der Strafgefangenen gesehen, die an den Füßen gefesselt sind. Wenn bei David LYNCH in der genannten Szene das Heilige und das Ruchlose im gleichen Bild sich treffen, fehlt dem Strafgefangenen, so wie wir ihn heute vorgeführt bekommen, das Moment des Heiligen. Bei DOSTOJEWSKI finden wir es noch, in seiner Beschreibung der Strafgefangenen, die (wie er selbst) nach Sibirien geschickt werden und auf diesem Wege menschlich von den nicht Gefangenen behandelt werden, die wohl wissen, dass das, was diese armen Menschen auf ihren Weg in die Gefangenschaft brachte, auch in ihnen ist. Das Heilige und das Verfluchte werden im Griechischen mit dem gleichen Wort bezeichnet: sacer. Bei DOSTOJEWSKI kann man das Gefühl für dieses Auseinander-und Zusammenfallens mit der Epilepsie (dem Morbus sacer) in Zusammenhang bringen, bei

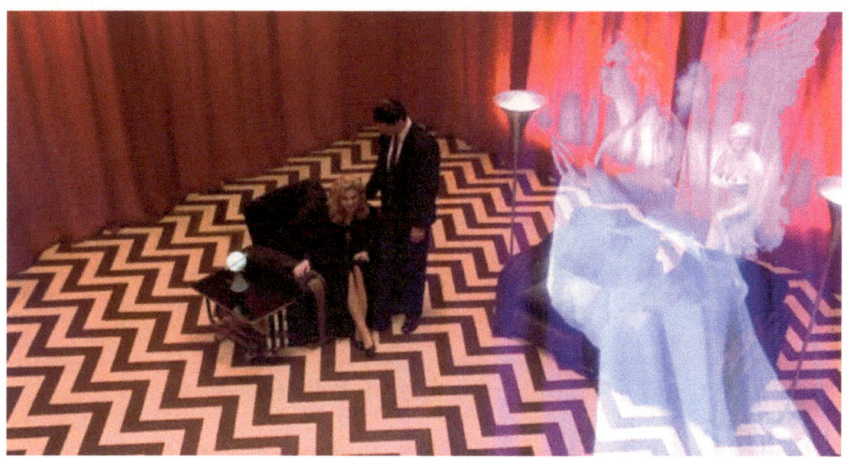

Was kann dieses Gehen mit geschlossenen Füßen im homöopathischen Sinne bedeuten?

Es zu repertorisieren, erscheint fast aussichtslos. Vor allem ist es schwer, auseinanderzuhalten, was die Kaiserin gerade empfindet und was den Gestalten, denen sie begegnet, also den ungeborenen Kindern von Barak und seiner Frau konstitutionell eigen ist. Das wiederum ist wahrscheinlich eine allgemeine Eigenschaft der Ungeborenen, also der Geistwesen insgesamt und als solche nicht als Symptom zu werten.
Dennoch kann man es versuchen. Dabei bin ich ausgegangen von HOFMANNSTHALs Beschreibung seines eigenen Erlebnisses, in dem sich das Gefühl, in einem Traum zu sein verbindet mit dem Gefühl zu schweben und großer geistiger Klarheit. Ein merkwürdiger Zustand, dem wir in diesem Falle durchaus Symptomwert zusprechen können. Die führenden Mittel hierbei sind Nux moschata und Opium, was auch nachvollziehbar ist, insbesondere Nux moschata.
Wenn man versucht, ein paar weitere Symptome mit einzubeziehen (teilweise auch fragwürdige), ändert sich an der Spitze der Mittel nichts.

HOFMANNSTHAL ist hingegen nichts von einer Epilepsie bekannt (wohl aber bei seinem Bruder).

1	Gemüt - Wahnideen - schweben - Luft, in der	84
2	Allgemeines - Schweben; als würde er	61
3	Schwindel - Gehen - gleiten, schweben; mit einem Gefühl, als würde er in der Luft - Füße den Boden nicht berühren; und mit einem Gefühl, als würden die	26
4	Extremitäten - Bandagiert, umwickelt; Gefühl wie - Füße	1
5	Extremitäten - Bandagiert, umwickelt; Gefühl wie - Knie	15
6	Gemüt - Reinheit - Herzens; Gefühl von Reinheit des	1
7	Gemüt - Ideen, Einfälle - Reichtum an, Klarheit des Geistes	158
8	Gemüt - Traum; wie in einem	95
9	Gemüt - Ernst	101
10	Gemüt - Feierlich, getragen	3

	nux-m.	op.	nat-m.	thuj.	valer.	lach.	bell.	ph-ac.	phos.	spig.
	7/14	6/11	6/9	6/9	6/6	5/9	5/8	5/8	5/8	5/8
1	2	2	1	1	1	2	1	2	1	3
2	3	1	1	1	1	1	2	2	1	1
3	1	1	1	2	1	-	-	-	1	2
4	-	-	-	-	-	-	-	-	-	-
5	1	-	2	-	-	-	-	-	-	-

	nux-m.	op.	nat-m.	thuj.	valer.	lach.	bell.	ph-ac.	phos.	spig.
	7/14	6/11	6/9	6/9	6/6	5/9	5/8	5/8	5/8	5/8
6	-	-	-	-	-	-	-	-	-	-
7	2	3	-	1	1	3	2	1	3	1
8	3	3	2	1	1	2	2	2	2	-
9	2	1	2	3	1	1	1	1	-	1
10	-	-	-	-	-	-	-	-	-	-

Um einen veränderten Bewusstseinszustand handelt es sich auf alle Fälle, vielleicht auch um einen, bei dem es um einen Sprung im Bewusstsein geht (GEBSER würde von einer Bewusstseins<u>mutation</u> sprechen). Zuerst fällt mir da der Übergang von der Carcinosinie in die Psora ein. Dafür würde ich allerdings auch ein Milchmittel bzw. Carcinosinum selbst zur Auswahl erwarten. Und in der Tat: Wenn man diese Gefühle des Schwebens isoliert ansieht (denn das ist ja die eigentliche "Symptomatik"), dann steht auch Lac caninum mit zur Auswahl.

Andererseits können wir auch von einem syphilinischen Prozess reden, der zu einer erneuten Carcinosinie führt. Das finden wir schließlich in Lachesis wieder. Und zwischen diesen Miasmen steht dann die Tuberkulinie. Mit Recht können wir also von dem Dreieck Carcinosinie – Tuberkulinie – Syphilinie reden.

Von der Symbolik her (und auch von wichtigen Mitteln) hat die Syphilinie etwas mit Gold zu tun, und mit Gold wird die Kaiserin gleich konfrontiert: mit dem goldenen Wasser.

Zwischenstück: Ödipus, der Schwellfuß

Einer, der mit geschlossenen Füßen gehen muss, weil sie ihm durchstochen und zusammengebunden wurden, ist Ödipus. Könnte er aus eigener Kraft dahin gehen, wohin er will, würde er gefährlich, denn dann könnte sich das geweissagte Schicksal erfüllen. Aber natürlich erfüllt es sich trotzdem – oder gerade deshalb. Der endlich zweifüßig Gewordene schreitet fort, und als er in einer engen Wegscheide sich dem König gegenübersieht, der ihn zum Ausweichen zwingen will, muss sein Widerstand deshalb umso größer werden. „Nein, ich weiche nicht!" So erschlägt er den Vater und nimmt sich dessen Frau, seine Mutter.

Aber die Fußsymbolik geht noch weiter, wenn wir an die Rätselfrage der Sphinx denken.

> *Ein zweifüßiges gibt es auf Erden*
> *Und ein vierfüßiges _*
> *Mit dem gleichen Wort gerufen,*
> *und auch dreifüßig.*
> *Die Gestalt ändert es allein*
> *von allen Lebewesen,*
> *die sich auf Erden, in der Luft*
> *und im Meere bewegen.*
> *Schreitet es, sich auf die meisten*
> *Füße stützend,*
> *so ist die Schnelle seiner Glieder*
> *am geringsten.*

Und Ödipus' Antwort:

> *Den Menschen hast du gemeint,*
> *der, da er kaum geboren,*
> *noch auf der Erde herumkriecht,*
> *zuerst vierfüßig ist.*
> *Wenn er aber alt wird*
> *Und mit gekrümmten Nacken*
> *Unter der Last des Greisentums*
> *Als dritten Fuß den Stock gebraucht,*
> *dann ist er auch dreifüßig.*

Im Lichte des Gehens mit geschlossenen Füßen, was unser eigentliches Thema ist, hat Ödipus zwar die richtige Antwort gegeben, aber sie ist unvollständig (und irgendwie scheint sie mir bei dieser Schicksalsschwere des Rätsels auch zu einfach zu sein).

Unvollständig ist die Antwort, weil jene Zeit (Nicht-Zeit) fehlt, in der wir nicht gehen bzw. in der wir mit geschlossenen Füßen gehen. Erichthonius innerhalb der Erde muss nicht gehen – eigentlich gibt es ihn noch gar nicht. Und auch der frisch geborene Erichthonius hat noch Schlangenfüße. Auf diesen kann man nicht gehen. Die Schlange selbst kann ja nicht gehen und hat vielleicht gerade deswegen Zugang zu allen drei Welten. Das Gehen ist die Fortbewegungsart des Menschen auf dieser Welt. Das wird in dem Rätsel auch gesagt:

> *Ein zweifüßiges gibt es auf Erden...*

Auf Erden ist der Mensch ein fortschreitendes Wesen, in anderen Welten mag das anders sein.

Das Gehen auf Erden, ob nun mit zwei, drei oder vier Füßen, ist die eine Sache, das Gleiten oder Gehen mit geschlossenen Füßen in der anderen Welt ist eine andere Sache, Vielleicht kann man diese beiden Seiten tatsächlich mit der Präexistenz und der Existenz nach HOFMANNSTHAL in Verbindung bringen: Diejenigen, die mit geschlossenen Füßen gehen, sind keine Bewohner unserer Welt, sie sind Ungeborene, präexistent, halten sich in uterinischen Höhlen oder im (Frucht-)Wasser auf.

Aber auch jene, die auf dieser Erde schreiten, müssen nicht im vollen Sinne zur Existenz gelangt sein. Sie haben Defizite: keinen Schatten (Kaiserin) oder sie sind zu Stein erstarrt (Kaiser).

So ist der Zustand der Präexistenz zwar glorreich (wie VON HOFMANNSTHAL schrieb), denn er kennt diese Defizite nicht. Aber er ist auch gefährlich, denn jene, die in ihm verweilen, schließen sich aus der menschlichen Gemeinschaft aus.

Bei all dem Positiven, das sich im Märchen schon angebahnt hat, müssen diese Defizite noch gelöst werden, damit die Protagonisten zur vollen Existenz gelangen, wo menschliche Gemeinschaft und – vor allem – Liebe möglich wird. Denn Liebe ist mehr.

Eine Frage bleibt: Kurz vor seinem Ende verrät Ödipus, weise geworden, dem Theseus ein Geheimnis. Wir erfahren von SOPHOKLES nichts über dieses Geheimnis. Aber wegen der Situation, in der es geoffenbart wird, sollte es um Leben und Tod gehen, um Unsterblichkeit, Gerechtigkeit, Freundschaft und Liebe.

Mir fällt da eine Stelle bei „Ödipus auf Kolonos" ein, die bei mir heftigen Widerspruch hervorruft:

> *Das Ende von uns allen ist der Tod. Am besten wäre es, gar nicht geboren worden zu sein. Aber falls doch, wäre es das Nächstbeste für jeden, zu versuchen, dorthin zurückzukehren, wo er herkam, und zwar schnellstmöglich.*

Das ist an Pessimismus kaum noch zu überbieten, außer, man führt zu der bloßen Feststellung noch den Hohn ein. Das finden wir bei NIETZSCHE:
Als König Midas den Begleiter des Dionysos, Silen, gestellt hat, fragt er ihn, was das Beste für den Menschen ist. Nachdem Silen lange geschwiegen hat, gibt er dann doch eine Antwort:

> *Elendes Eintagsgeschlecht, des Zufalls Kinder und der mühsal, was zwingst du mich dir zu sagen, was nicht zu hören für dich das Ersprießlichste ist? Das Allerbeste ist für dich gänzlich unerreichbar: nicht geboren zu sein, nicht zu <u>sein</u>, <u>nichts</u> zu sein. Das Zweitbeste aber ist für dich, – bald zu sterben.*

Oder: in seiner Kürze nicht mehr zu überbieten (CIORAN):

> *Wozu das alles! – <u>Weil ich geboren wurde</u>.*

Man könnte natürlich mit anderen Zeugen weitermachen, allen voran SCHOPENHAUER, oder, wie CIORAN meint, auch Buddha, aber das soll genügen.

Die Stelle im „Ödipus auf Kolonos" wird vom Chor ausgesprochen. Sisyphos selbst ist anderer Meinung. CAMUS interpretiert die Verse des Anfangs etwas anders:

> *So gehorcht Ödipus zunächst unwissentlich dem Schicksal. Erst mit Beginn seines Wissens hebt seine Tragödie an.*

Gleichzeitig erkennt er in seiner Blindheit und Verzweiflung, daß ihn nur noch die kühle Hand eines jungen Mädchens [seiner Tochter und Schwester Antigone] mit der Welt verbindet. Und nun fällt ein maßloses Wort: „Allen Prüfungen zum Trotz – mein vorgerücktes Alter und die Größe meiner Seele sagen mir, daß alles gut ist. So formuliert der Ödipus des Sophokles (...) den Sieg des Absurden.

Ja, man kann dieses Absurde (das Camus zu der Meinung brachte, es gebe nur ein wirkliches philosophisches Problem: den Selbstmord) ganz verschieden sehen. Man kann unsere Sterblichkeit bedauern (und gerade hieraus jene Konsequenz ableiten). Man kann damit bedauern, ein Mensch zu sein.

Nur die Götter widerstehen Alter und Tod...
Liebe stirbt zwischen Menschen ebenso wie zwischen Städten...
Das Ende von uns allen ist der Tod.

Das spricht Ödipus zu Theseus. Das ist das, was er offen und öffentlich sagt und was der gängigen Meinung widerspricht, im Reich des Hades wären wir alle nur Schatten[78] unserer selbst. Aber vielleicht gibt es noch eine andere, „esoterische[79]" Wahrheit – eben jene, die am Ende Odysseus dem Theseus vermittelt und von der ausschließlich Theseus erfährt.
Sehr wahrscheinlich handelt es sich hier nicht um den Trost, dass es ja noch die elysischen Gefilde gibt, die jenen vorbehalten sind, die die Götter lieben, weil sie sich im irdischen Leben ausgezeichnet haben. Vielleicht geht es aber um das, was diesem Bild zugrunde liegt.
Und vielleicht hat sich Hofmannsthal selbst dieser tiefen Wahrheit angenähert:

---

[78] Wie mag es wohl jenen im Reich des Hades ergehen, die gar keinen Schatten haben? Und wie jenen im Limbus, die noch frei von Sünde sind?
[79] Das Wort „esoterisch" ist hier in Anführungszeichen gesetzt, um es von der Beliebigkeit seines Gebrauches abzusetzen. Gemeint ist hier die esoterische Wahrheit, die nicht öffentlich ist und zu deren Erfahrung man gewisse Voraussetzungen erfüllen und Prüfungen ablegen muss.

Meine antiken Stücke haben es alle drei mit der Auflösung des Individualbegriffes zu tun ... Elektra ist nicht mehr Elektra, weil sie eben ganz und gar Elektra zu sein sich weihte.

Gewissermaßen kann man den Verlust der Individualität als Plus- und als Minus-Variante sehen (und erleben). Die Minus-Variante wäre dann einfach nur der Verlust der Individualität. Die Plus-Variante hebt die ausschließliche Fixierung an das Individuum auf. Carl Gustav JUNG würde hier vielleicht dem Weg vom Ich zum Selbst sehen. Dieses Selbst ist aber qualitativ verschieden vom präpersonalen Selbst, unter dem man vor allem ein Körper-Selbst sehen sollte. Der Schwerpunkt verschiebt sich jetzt ins Geistige.

Vielleicht sollte man wegen dieses qualitativen Unterschieds in Anlehnung an WILBER die HOFMANNSTHALsche Unterscheidung von Prä-Existenz und Existenz um den Begriff der Transexistenz erweitern und so den Begriff der Postexistenz meiden, der so sehr auf das „Nach" der Existenz fixiert ist.

Ist es nur diese Entwicklung, die uns zu dem Schluss kommen lässt, womöglich seien die sterblichen Menschen gegenüber den Göttern doch nicht ganz so übel dran? Nein, es ist noch etwas anderes und Wichtigeres: Liebe wird nur durch die Paradoxie möglich, dass sie enden muss und doch ewig ist. Ohne das Ende könnte es keine Liebe geben. Unter den Göttern gibt es keine Liebe. Nur zwischen Menschen und – manchmal – zwischen Menschen und Göttern.

CAMUS sprach vom Bewusstwerden der Absurdität und den dadurch errungenen Sieg, wo doch auf den ersten Blick Hoffnungslosigkeit herrschen sollte. Der Sieg ist aber auch noch auf andere Weise möglich: durch die Tat (was HOFMANNSTHAL direkt so sagt).

Vor der Kaiserin steht immer noch ihre Prüfung durch das Goldene Wasser. Das goldene Wasser mit seiner verwandelnden Eigenschaft entscheidet über sie – und den Kaiser, je nach ihrem Verhalten in der Prüfung, je nach ihrer Entscheidung, ihrer Tat, ohne dass sie weiß, dass eben das geprüft wird (denn wenn man weiß, was geprüft wird, kann man immer betrügen).

Geprüft wird hier die Liebe. Aber natürlich weiß die Kaiserin nicht, worin die Prüfung besteht.

Das Goldene Wasser, der Schatten und die Statue des Kaisers.

Die Frage ist, ob die Liebe der Kaiserin in der Lage ist, den erstarrten Kaiser aus seinem „Locked-in"-Zustand zu befreien und ihn dadurch ebenfalls zur Liebe zu befähigen. Das ist recht eigentlich eine Pygmalion-Geschichte, allerdings dann doch etwas anders, denn die Kaiserin weiß ja, dass diese Statue den wirklichen Kaiser birgt.

Gehen wir also einmal wieder weiter im Text. Vom blauen Boten des Anfangs wird die Kaiserin in den Berg geführt und findet sich in einer Höhle wieder, die als Bad gestaltet ist. Sie befällt ein *himmlisches Wohlgefühl* und sie spürt, dass ihr der Geliebte ganz nahe ist. Das bewahrheitet sich, als das Goldene Wasser in einem Schwall erscheint und das ganze Bad ausfüllt, bis auf die Mitte, wo auf einem viereckigen Stein die Statue des Kaisers ruht[80].

Sie begibt sich durch das Goldene Wasser neben den Gatten, der alsbald erste Bewegungen erkennen lässt. Die Statue sucht den Schatten der Kaiserin, findet ihn nicht, worauf im Gesicht eine furchtbare Miene zu sehen ist. Die Kaiserin kann das nicht mehr ertragen. Alles war wohl umsonst. In dieser Enttäuschung beider tritt ein Schatten aus der Wand: der Schatten der Färbersfrau, den der blaue Bote eingefangen hat, denn der geschlossene Vertrag gilt noch und die Kaiserin kann auf ihm bestehen. Dieser Schatten gleitet auf sie zu, mit Gebärden eines Sklaven. Er recht ihr eine Schale mit dem Goldenen Wasser. Ihr ist klar, dass es jetzt nur zwei Möglichkeiten gibt: trinken, dadurch den Schatten erwerben bzw. verpflichten und den Kaiser retten zu können oder selbst verzichten und die Dinge dadurch wenigstens teilweise in Ordnung zu bringen, um den Preis, dass sie selbst schattenlos bleibt und der Kaiser versteinert.

Sie entscheidet sich, indem sie die Schale ausgießt, schließlich für die zweite Variante. Zwar hätte die erste vordergründig für sie nur Vorteile gebracht (bzw. war das zu vermuten), aber sie hat ein Gefühl dafür entwickelt, was geht und was nicht. Und eine Liebe, die sich auf einen solchen Betrug gründet (und dieses Geschäft ist ein Betrug – an beiden Partnern) kann es nicht geben. Sie verzichtet auf den

---

[80] Man könnte sich hier noch weitere Gedanken um die Symbolik von Viereck und Kreis machen ...

augenblicklichen Vorteil und diese Tat ist es, die schließlich zur Erlösung beider führt. Zu erwähnen ist noch, dass sie im entscheidenden Moment die Gestalt Baraks sieht, dennoch bleibt es aber ihre Entscheidung, ihre völlig irrationale Entscheidung.

Das Goldene Wasser reißt beide in die Höhe und sie werden erschöpft von hilfreichen Händen in Empfang genommen. Als sie erwachen, ist der Kaiser wieder ganz Mensch und die Kaiserin hat – wie könnte es anders sein – einen Schatten: ihren eigenen Schatten.

Gleichzeitig hat sie auf ihre Unsterblichkeit verzichtet und auf ihre Fähigkeit der Tierverwandlung.

Das Goldene Wasser ist natürlich das Aurum potabile, das Trinkgold, welches nicht nur alle Krankheiten heilen kann, sondern letztendlich Unsterblichkeit verleiht. Tränke sie es, so würde sie so bleiben wie sie ist und der Kaiser versteinert. Ihr Versuch, zur Menschin zu werden, wäre gescheitert. Für sie wäre das Goldene Wasser letztendlich Gift gewesen, wenn sie es getrunken hätte.

Im alchimischen Sinn ist das interessant, denn aus der Alchimie kommt das Aurum potabile, das Trinkgold. Es ist die Entsprechung zum Stein, der unedle Metalle in Gold verwandeln kann. Von dieser Essenz der Unsterblichkeit[81] ist bekannt, dass sie tatsächlich giftig ist (sie enthält unter anderem Quecksilber), dass sie aber, an der richtigen Stelle eingesetzt, das Gegenteil bewirken kann. Ähnliches kennen wir auch aus der Homöopathie.

Der Schluss des Märchens ist schnell erzählt: Alle sind glücklich wieder vereint, auf dem Kahn fahren sie, reich beschenkt, wieder über die Grenze in unsere Welt. Die Amme spielt keine Rolle mehr.

> *Sie [die Kaiserin] wußte nicht, daß auf dem Talisman an ihrer Brust längst die Worte des Fluchs ausgetilgt und ersetzt waren durch Zeichen und Verse, die das ewige Geheimnis der Verkettung alles Irdischen preisen.*

Ist nun alles gut? Nein, denn es ist niemals alles gut, sondern wir sind immer „nur" auf dem Weg.

---

[81] Es geht hier nicht darum, ob es das Aurum stabile oder den Stein wirklich im wissenschaftlichen Sinne „gibt", sondern um die symbolische Bedeutung dieser Vorstellung. Wenn sich uns diese erschlösse, könnte es sein, dass dann die Formulierung „es gibt" einen neuen Sinn bekommt.

Diskussion der möglichen Arzneimittel

1. Die Amme

Wenn wir, wie WALKER deutlich macht, die Abstammungslinie der Feen als eine matrilinear geprägte ansehen, so ist verwunderlich, dass die Mutter der Fee/Kaiserin mit keinem Wort Erwähnung findet, vielmehr nur vom Geisterkönig Keikobad die Rede ist. Man könnte mutmaßen, dass der Mutter etwas zugestoßen ist. In diesem Falle wäre das Vorhandensein einer Amme Lebensnotwendigkeit für die Fee (vorausgesetzt, Empfängnis, Geburt und frühe Jahre entsprächen so ungefähr dem, was wir Menschen gewohnt sind).

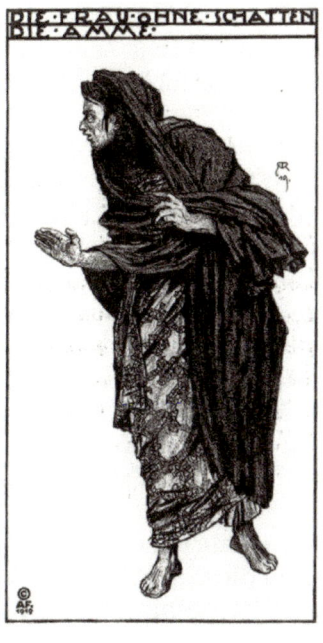

Aber auch ohne ein solches Ereignis wurden noch zu HOFMANNSTHALs Zeit die Dienste einer Amme in Anspruch genommen – unter Menschen versteht sich.

Als Milchgeberin, als Verkörperung des Nahrungsouroboros ist die Amme eine durchaus positive Gestalt. Im vorliegenden Märchen hingegen erlebt der Leser eine spontane Abneigung gegen die Amme, die so groß ist, dass die Seite der Sorge für die Fee dahinter fast verschwindet.

Das erste, was diese Abneigung begründen kann, ist der mehrfach geäußerte Hass gegen Menschen. Da es dabei keine Differenzierung gibt, sind wir als Leser von diesem Hass auch betroffen.

Der zweite Grund ist, dass die Amme zwar den Wunsch der Kaiserin zu erfüllen trachtet, dass sie aber dabei intrigant und hinterlistig vorgeht und unlautere Mittel einsetzt, insbesondere solche der Magie. Es drängt sich einem förmlich der Begriff der Hexe auf. Hexen sind ja auch Frauen, die über besondere Fähigkeiten verfügen (ob wir diese nun als magisch betrachten oder als einen Erfahrungsschatz, spielt dabei erst einmal keine Rolle). Gehasst und gebraucht werden die Hexen. Wie die Schmiede und Alchimisten, die auch über besonderes

Wissen verfügen, sind sie nur ein randständiges Mitglied der menschlichen Gemeinschaft[82], wohnen auch eher abseits.

Ich weiß nicht, wie es den Leserinnen und Lesern geht, aber ich bin bei dem „Geschäft", das die Ammer der Färbersfrau vorschlägt, irgendwie an einen Teufelspakt erinnert. Man erinnere sich an Peter Schlemihl, der ja seinen Schatten auch an den Teufel verkauft. Und man denke auch an die Entsprechung zwischen Schatten und Seele[83].

Da fällt mir natürlich Mephistopheles ein, der auch in ein Seelengeschäft verwickelt ist (vom Schatten ist hier nicht vordergründig die Rede). Bei dem Mittel, das ich für ihn gewählt habe[84], bin ich mir sehr sicher: Mercurius solubilis – das Mittel, das auch in der Repertorisation der Amme an erster Stelle steht. Alternativ kam für Mephistopheles noch Lachesis in Betracht, wegen des Gesamtbildes, aber symbolisch auch deswegen, weil er an zwei Stellen von seiner *Muhme, der berühmten Schlange* spricht. Auch dieses Mittel steht in der Repertorisation der Amme weit vorn. Die symbolischen Bezüge sind deutlich: Zum einen der Ouroboros, dann aber auch das Sprechen mit gespaltener Zunge und davon, dass sie sich selbst als Schlange bezeichnet.

Ich möchte allerdings erwähnen, dass das Bild von Lachesis, welches durch diese sehr unangenehmen hinterlistigen Verhaltensweisen geprägt ist, zumindest zum Teil einen Irrtum darstellt, denn ich habe Lachesis-Patientinnen gesehen die sich durch eine große Klarheit und Ehrlichkeit auszeichneten, auch wenn sie damit nicht immer gut ankamen.

Auch Lycopodium ist für die Amme möglich, denn sie ist ja bestrebt, alle Erwartungen zu erfüllen, dabei aber stets in der bestimmenden Rolle zu bleiben.

Meine Wahl fällt auf Mercurius solubilis, wobei ich Lachesis als durchaus interessante Mittelalternative ansehe.

---

[82] Vgl. M. ELIADE: „Schmiede und Alchimisten"

[83] Es ist hier nicht der Ort, die tatsächlichen oder gewähnten Zusammenhänge zwischen Hexen, Heilerinnen, die Abtreibungsmittel kennenden und der Magie oder dem Teufel verfallenen Frauen aufzuzeigen, zumal es hierzu recht verschiedene Meinungen gibt. Es ist aber leicht zu bemerken, dass die Amme offenbar das Wissen um Abtreibung und Verhinderung von Schwangerschaft hat und dass sie von uns bis heute als negative Gestalt wahrgenommen wird. Und all das hat mit dem Schatten zu tun!

[84] Elendt: „Der reizende Teufel"

2. Die Kaiserin

Wie im Text bereits ausführlicher beschrieben wurde, ist es die Aufgabe und der Vorsatz der Kaiserin, zur Existenz zu gelangen, zu einer Existenz jenseits des ouroborischen Zustandes. Damit würden wir vom Miasma her ein carcinosinisches Mittel erwarten. Möglich wäre auch ein tuberkulinisches Mittel, wegen der Resonanz zwischen Carcinosinie und Tuberkulinie.

Mir fällt dabei vor allem Phosphorus ein, was man als das zentrale Mittel der Tuberkulinie bezeichnen kann.

Bei Phosphorus sehen wir dieses Zarte, Durchscheinende (bei Kindern sieht man tatsächlich die Blutgefäße durch die dünne, blasse Haut). Sagen wir es so: Würde ich unabhängig von diesem Märchen gefragt, welches Mittel ich Personen geben würden, die keinen Schatten

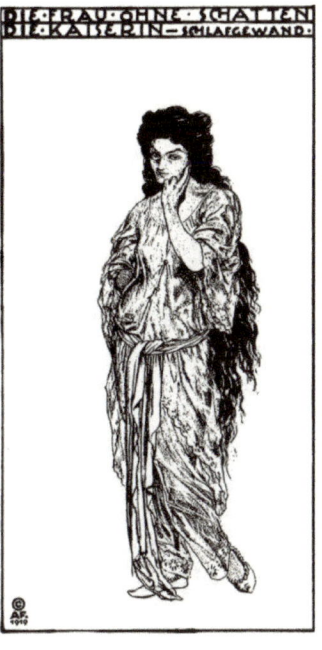

werfen, dann würde ich spontan „Phosphorus" sagen (natürlich im metaphorischen Sinn). Phosphorus- Menschen sind so freundlich, so liebevoll, so mitfühlend und einfach nur wunderbar. Aber wenn sie sich dann anderem zuwenden (weil das plötzlich ihre Aufmerksamkeit erregt hat), bleibt von all dieser Zuwendung keine Spur. Sie werfen eben keinen Schatten. Natrium muriaticum hingegen, das Schwestermittel, scheint manchmal praktisch nur aus Schatten zu bestehen. Da ist alles so schwer, so schattig. Kaum ein Sonnenstrahl dringt in den sicheren Raum. Das zweite tuberkulinische Mittel, welches mir hier einfällt, ist Tuberkulinum selbst, das in vielem Phosphorus ähnlich ist. Und es kommt etwas hinzu: Tuberkulinum möchte die gewohnte Umgebung verlassen, um zu sehen, ob es auf der Erde einen Ort gibt, wo sie zufrieden sein können, das irdische Paradies sozusagen. Daraus resultiert die Reiselust, die wir in der Tat bei Tuberkulinum häufig finden (und auch bei anderen tuberkulinischen Mitteln). Die Fee möchte das tatsächlich, mehr noch, sie möchte ihre Welt verlassen und ganz in die Welt der Menschen eintreten, wenn auch erst, als ihr klar wird, dass das nötig ist, um weiter mit ihrem Geliebten zusammensein zu können.

Carcinosinum steht auch unter „Reiselust". Und in der Tat möchte Carcinosinum gern den Zustand der Abhängigkeit verlassen. Das ist aber ambivalent. Andererseits haben sie nämlich das Bestreben, abhängig zu bleiben (noch ausgeprägter bei Marble white). Fast wäre ich versucht, beide Mittel zusammen zu geben (ich würde es dann doch lieber nicht tun ...).

Silicea: Hier finden wir auch diese Feinheit, bis hin zu so etwas wie Durchsichtigkeit. Silicea ist aber ganz anders als Phosphorus. Silicea bleibt dabei und wendet sich nicht so schnell wieder ab von Dingen oder Menschen, die einmal sein oder ihr Interesse gefunden haben. Bei Pulsatilla finden wir wohl auch diese Abhängigkeit, aber nicht im carcinosinischen Sinn. Pulsatilla verfolgt dabei durchaus Eigeninteressen bis hin zu ausgeprägter Manipulationsfähigkeit – etwas, was die Fee so gar nicht beherrscht. Aus ähnlichen Gründen kommt auch Lycopodium nicht infrage. Allenfalls an Causticum könnte man denken wegen der tätigen Hilfe für andere, die in Not sind, bis hin zum Verzicht auf etwas, was man eigentlich gern für sich hätte (sie konnte ja nicht wissen, dass sie den Schatten eben dadurch erhält, dass sie auf ihn verzichtet).

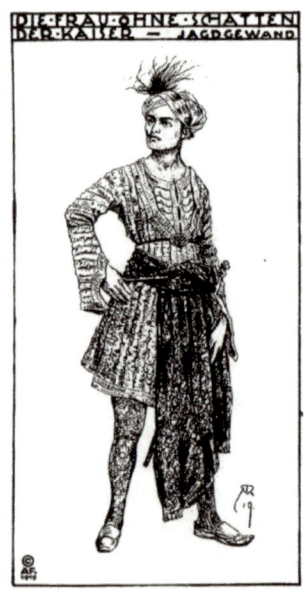

DIE FRAU OHNE SCHATTEN
DER KAISER – JAGDGEWAND

3. Der Kaiser

Der Kaiser ist ganz anders, aber dann doch wieder ähnlich. Neben dem bereits Geschriebenen fällt mir auf, dass es sich noch in anderer Hinsicht um ein Vater-Sohn-Geschehen handelt. Das kommt daher, dass der ungeborene Sohn und der verloren gegangene Falke ein und dasselbe Wesen sind. In Zusammenhang mit der Kaiserin, die als weiße Antilope gestellt wird, kommt es zur Auseinandersetzung zwischen Vater und Sohn (als Falke) um die Mutter (die noch keine ist), während der der Vater Messer (sic!) nach dem Sohn wirft, um ihn von der Fee zu vertreiben. Es wäre daher nicht ganz falsch, wenn man die Rubrik „*Ödipuskomplex*" verwenden würde. Ich habe das nicht getan, weil der Ödipuskomplex (bzw. das, was wir heute als Triangulierung bezeichnen) eigentlich zwischen realen Personen stattfindet und nicht in die vorgeburtliche Potenzialität gehört. Dennoch sind die Mittel, die man dort findet, nicht uninteressant, es handelt sich nämlich um eine ganze Reihe von Milchmitteln plus Kalzium, was zu der von HOFMANNSTHAL angenommenen Präexistenz des Kaisers passt. Es passt hingegen nicht so recht zu den Mitteln, die in der oben auf Seite 56 angegebenen Repertorisation zu finden sind. Dort steht mit Nux vomica ein Mittel an der Spitze, bei dem es ebenfalls um die Konkurrenz zwischen Vater und Sohn geht (nur wäre hier der Kaiser der Sohn und der Vater fiktiv), weshalb es sich hier, ebenso wie bei den oben bereits gemachten Bemerkungen um Spekulation handelt. Wenn wir aber noch einen Moment bei der Spekulation verweilen, sehen wir, dass sich der Kaiser in zwei problematischen Vater-Sohn-Beziehungen befindet, einmal als Vater und das andere Mal als Sohn. Insofern ist denkbar, dass für die eine Situation ein Milchmittel passt und für die andere ein anderes. Die Kompensation dieser Problematik geschieht durch die Jagdleidenschaft, und da haben wir wieder Nux vomica (oder auch Sulphur).

Sulphur käme für einen Kaiser auch in Betracht, hier findet man aber die ödipale Situation nicht so vordergründig. Bräuchte er Lycopodium, wäre es schlimm um das Land bestellt, denn Lycopodium versucht, die Interessen möglichst aller so zu verwirklichen, dass ein maximaler persönlicher Vorteil herauskommt[85].
Phosphor? Ja, er hat seinen Phosphor-Moment, als er in der gestellten Antilope die wunderschöne Fee / Frau erkennt. Es steht aber auch geschrieben, dass es leider bei diesem einen Moment geblieben ist.
Wenn man über Sepia liest und an den Rückzug von Rollenerwartungen denkt, dann könnte es sich durchaus um einen Sepia-Mann handeln. Ich würde aber dafür auch erwarten, dass er Probleme hat, seine männliche Identität zu finden. Das kann durchaus sein, wenn man an die Jagd als Kompensationsmöglichkeit denkt und den Falken als Projektionsfläche für die möglicherweise als schwach erlebte männliche Identität auffasst.

---

[85] Dieses harte Urteil bekommt eine besondere Schärfe, wenn man bedenkt, dass die meisten Politiker heute von ihrem öffentlichen Agieren her Lycopodium zugeordnet werden müssten. Aber das ist selbstverständlich etwa vollkommen anderes!

Die anderen Mittel halte ich für wenig wahrscheinlich oder nur für einzelne Eigenschaften, aus denen sich kein stimmiges Gesamtbild ergibt.

An Ferrum denke ich noch, kann das aber mit Rubriken nicht begründen, weshalb ich an dieser Stelle auch das Assoziative lieber weglasse. Die Leserin kann sich hierüber gern selbst Gedanken machen.

Und ich muss wiederholen, dass ich die Repertorisation des Kaisers für die schwächste in dieser Schrift halte. Zu wenig fassbar erscheint er mir trotz (oder gerade wegen)seiner herrischen Pose.

4. Barak

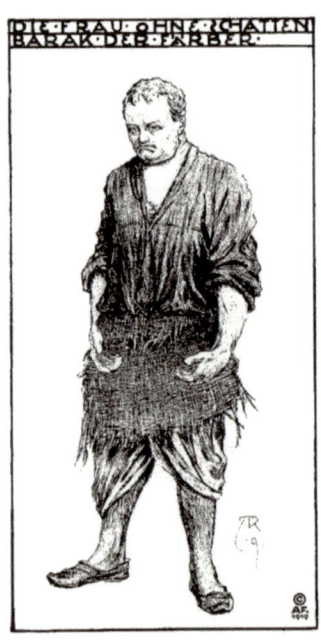

Barak ist neben dem Geisterkönig Keikobad die einzige Person, die einen Namen hat bzw. deren Name erwähnt wird. Das halte ich für sehr wahrscheinlich für von HOFMANNSTHAL beabsichtigt. Mit anderen Worten wäre Barak die Person, die in der Bewusstseinsentwicklung am weitesten fortgeschritten ist, vielleicht in der HOFMANNSTHALschen Nomenklatur zur Existenz gelangt ist.

Auch mein Gefühl zu ihm hin ist ein ganz anderes als zu den bisherigen Personen. Ich würde ganz gern mit ihm einmal ein Bier trinken gehen und über alles Mögliche reden. Von seiner Frau und der Amme (und anfangs auch von der Fee) wird er aber als grobschlächtig und wohl auch ein wenig dumm angesehen (mit dem Kaiser kommt er direkt nicht zusammen – dieser würde ihn auch als hierarchisch weit unter ihm stehend kaum wahrnehmen).

Barak steht aber mitten im Leben. Er hat einen Beruf gelernt, den er offenbar gern ausübt und er kann für den Unterhalt der Familie sorgen, könnte das wohl auch, wenn Kinder da wären, wenn auch nicht gerade am oberen Ende der Einkommenspyramide.

Das Mittel, welches rechnerisch an der Spitze steht, ist Arsenicum album. Es differenziert sich insbesondere durch eine Rubrik von den anderen Mitteln, nämlich die Liebe zu Kindern, wobei ich denke, dass diese Rubrik auf deutlich mehr Mittel zutreffen könnte als hier angegeben. Strenggenommen trifft aber eine andere Rubrik das besser, worum es geht: das Verlangen, Kinder zu zeugen und zu haben. Und diese Rubrik enthält Arsenicum album gar nicht.

Eigentlich kann ich mir Arsen gar nicht so recht als kinderlieb vorstellen. Kinder sind nämlich dreckig und machen Unsinn. Das macht Kinder schon interessant für Arsenicum album, aber nicht als geliebte Menschen, sondern als Erziehungsobjekte[86]. Barak ist hingegen wirklich kinderlieb. Wunderbar etwa ist jene Stelle, als er Kindern seine Arbeit erklärt:

> *„Fleißige Kinder", sagte er, „reinliche kleine Hände", sagte er und nickte gütig. Er zeigte ihnen, wie man arbeiten müsse. „Wir nehmen die Farben aus den Blumen heraus und heften sie auf die Tücher, so auch aus den Würmern, und von den Brüsten der Vögel dort, wo ihre Federn leuchtend und unbedeckt sind." Er sprach es langsam, belehrend, in einem unbeschreiblich glücklichen Ton.*

Der einzige kleine Schönheitsfehler ist, dass er zu Kindern spricht, die nicht da sind. Ich bin mir nicht sicher, ob man das bereits als Wahnidee bezeichnen kann. Dafür kämen dann natürlich die Nachtschattenmittel in Betracht, neben Veratrum, Aurum, Sulphur, Pulsatilla und einigen anderen. Aurum und Pulsatilla sind in der oben (S. 104) angegebenen Repertorisation, aber auch Natrium muriaticum und Staphysagria. Dieser „Verletzungskomplex" (zusammen mit Nux vomica und vielleicht Lycopodium) ist auch bei Barak nachweisbar. Außer dem schwierigen und für ihn tatsächlich verletzenden Verhältnis zu seiner Frau wissen wir allerdings nichts über seine Vergangenheit.
Ich würde Barak möglicherweise Sulphur geben. Einerseits deswegen, weil er weiß, wer er ist, weil er klar sagen kann, was er will, dann

---

[86] Wie immer muss auch hier übertrieben werden, um das Charakteristische der Arzneimittel herauszustellen. In der Praxis mag es natürlich Menschen geben, die wirklich kinderlieb sind und dennoch Arsenicum album brauchen.

aber auch wegen seiner Großzügigkeit und Milde sowie seiner Kraft, aber auch wegen des Verlangens nach schönen Dingen und seines Verhältnisses zu Farben. Die zweite Richtung, in die ich denke, würde mich am ehesten zu Natrium muriaticum führen, oder zu Staphysagria. Ntrium muriaticum ist wichtig für die Sehnsucht nach eigenen Kindern. In diesem Zusammenhang sollten wir Triticum vulgare nicht vergessen, ein Mittel, welches hierfür auch passt und vieles gemeinsam mit Natrium muriaticum hat. Nicht vernachlässigen dürfen wir aber auch, dass diese Milde und ja, Unterwürfigkeit dann plötzlich umschlägt in einen Tötungswunsch gegen seine Frau. Das passt von den erwähnten Mitteln am besten zu Staphysagria. Und im Hintergrund glaube ich, eine große Traurigkeit zu spüren. Aurum[87]. Eines muss noch ergänzt werden. Interessanterweise ist bei Barak in der angegebenen Repertorisation auch Cuprum unter den ersten 10 Mitteln. Die Rubriken, die das Mittel so weit nach vorn bringen, sind vor allem die Pflichterfüllung, das Verantwortungsbewusstsein und die Liebe zur Familie. Es ist nicht so, dass ich wirklich an Cuprum für Barak denke, aber es korrespondiert mit der schon beschriebenen Cuprum-Seite seiner Frau, die allerdings eben diese Eigenschaften kaum hat und für die Cuprum aus anderen Gründen infrage kommt. Aber dennoch... diese Korrespondenz...

5. Baraks Frau

Zu ihr wurde im Text schon einiges gesagt, sodass hier nur ein paar Ergänzungen nötig sind. Zunächst einmal ist zu sagen, dass bei dem Anfall, den sie erleidet, möglicherweise ein anderes Mittel induziert ist als bisher. Hier bieten sich auf dem ersten Blick und schon „aus dem Kopf" die Nachtschattenmittel an. (Repertorisation Seite 76) Aber vor welchem Hintergrund spielt sich das ab?

---

[87] Aurum ist noch in einer anderen Hinsicht interessant, die ich, weil sie recht spekulativ ist, nur in einer Fußnote erwähnen möchte: Aurum ist ja das Metall der Wandlung und der alchimische Prozess ist auch als ein Farbwechselprozess zu begreifen. Kurz vor seinem Abschluss erscheint die Cauda pavonis, eine bunte Farbempfindung. In diesem Zusammenhang könnte man auch den Farbwechsel des Umhangs seines ältesten (ungeborenen) Sohns im Gespräch mit der Fee sehen. Und natürlich sind wir erinnert an das Goldene Wasser der Verwandlung. Durch den drohenden Tod durch seine Hand wird die Wandlung in seiner Frau eingeleitet. Weitere diesbezügliche Erörterungen wären hier möglich, würden aber den Rahmen dieser kleinen Schrift überschreiten, so dass diese assoziativen Hinweise genug sein sollen.

Die erste Repertorisation (S. 64) bietet vordergründig Bekanntes und dieses Bekannte entspringt dem Frauenbild zu Zeiten HAHNEMANNs und vor allem KENTs. Diese Boshaftigkeit und die Verweigerung der „weiblichen Aufgaben und Pflichten" steht dabei im Zentrum. Das können wir heute nicht mehr so aufrechterhalten bzw. bedarf es einer Ergänzung, denn wir sehen ganz einfach die Verweigerung der Mutterschaft nicht mehr als krankhaft, sondern als mögliche und legitime Entscheidung an, ebenso wie die Weigerung, zu heiraten und einen Haushalt bestimmend zu führen. Sicher ist dieses neuere Frauenbild noch nicht überall vorhanden, aber wir sind da auf dem Weg, auch wenn noch einiges passieren muss. Sollte man daher Sepia ausschließen? Sicher nicht.

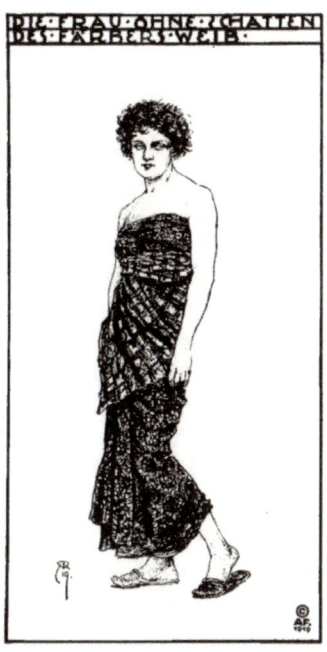

Aber wir müssen die negativen Besetzungen relativieren und vielleicht versuchen, etwas besser zu differenzieren.

In der auf Seite 74 angegebenen Repertorisation habe ich eine solche Differenzierung versucht. Und es kommt eine tiefe Gespaltenheit zum Vorschein, die sich unter anderem in den Mitteln Lachesis und Lilium tigrinum ausdrückt.

Bei Lilium tigrinum wird gern formuliert, dass die Spaltung in dem Gegensatzpaar „Reinheitsbedürfnis versus sexuelle Lust" ihren Ausdruck findet.

Aber es kann auch sein, dass sich die Sexualität nicht realisieren kann bzw. weil der Partner zu grob ist. Das wird ja über Barak deutlich gesagt. Oder es kann auch tatsächlich sein, dass durch die mögliche Zeugung von Kindern eine weitere Einschränkung an Freiheit zu befürchten ist. Und es kann, wie auch hier, die Gefahr bestehen, dass nach Geburten die Schönheit leidet, auf die sie doch stolz ist (und die paradoxerweise ja auch zur erotischen Provokation eingesetzt werden kann). Diese Gegensätzlichkeiten um die Sexualität entsprechen in etwa dem, was man früher als „Hysterie" bezeichnet hat[88]. Trotzdem kann man sich versuchsweise auf diesen Begriff einlassen. Er hilft uns allerdings nicht weiter, da alle bisher genannten Mittel in der (großen) Rubrik „Hysterie" zu finden sind. Eine Hilfestellung sehe ich in dem „Spieglein, Spieglein"- Verhalten, das ja eine kompetitive Situation beschreibt, auf die hin die Frau des Färbers zu dem Ergebnis kommt, dass sie Besseres verdient hätte. Solch ein Verhalten habe ich bei Sepia bisher nicht erlebt. Entweder ist Sepia unzufrieden und kümmert sich wenig um ihr Äußeres (die kranke Sepia) oder sie ruht so in sich, ist so mit sich im Einklang, dass sie ein natürliches Leuchten um sich verbreiten kann, das solche Fragen, wer denn nun die Schönste sei, als vollkommen überflüssig erscheinen lässt.

Was auch noch berücksichtigt werden muss, ist das „Ausdrehen aus einem alten Gesetz", also die Lösung der alten Bande an die Mutter , was, wie wir gesehen haben, recht problematisch ist. Hierfür kommen vor allem Mittel infrage, die entwicklungspsychologisch-miasmatisch recht früh angesiedelt sind, also unter anderem einige Milchmittel. Gewissermaßen muss die Frau des Färbers, bevor sie sich aus ihrer gegenwärtigen Situation befreien kann (indem sich der Knoten um ihr Herz löst), sich erst einmal von ihrer toten Mutter befreien.

Was folgt aus alledem für die Mittelwahl? Lilium tigrinum würde ich an dieser Stelle doch aussondern, weil der spezifische Widerspruch Reinheit-Begierde hier nur am Rande wichtig ist. Die Milchmittel sind nicht nötig, weil es sich um eine gesunde und vorübergehende Regression handelt (wenngleich mit Folgen, welche die Ereignisse sich zuspitzen lassen). Es bleiben Sepia (nach wie vor) und Cuprum. Sepia passt auch nach den angesprochenen Relativierungen weiter.

Cuprum als Mittel zu wählen, hat aber auch etwas Verführerisches (sic!), vor allem, weil es in Teilen zum Hintergrund passt, aber auch sehr gut zu dem Anfallsgeschehen. Also bräuchte es für das akute Anfallsgeschehen womöglich doch das gleiche Mittel wie für den

---

[88] Ich bin durchaus einverstanden, wenn dieser alte Begriff als Krankheitsentität allmählich verschwindet – sofern wir die entsprechenden Störungsbilder mit anderen Begriffen fassen können oder gar besser fassen können.

Hintergrund? Und schließlich findet sich Cuprum bei der Eskalation des Geschehens auch bei Barak als jetzt in den Vordergrund getretenes Mittel. Das hieße dann vielleicht, dass in dem plötzlichen Moment des Erkennens der beiden Cuprum zu Cuprum kommt.

Ja, und dann begegnet die Fee unter dem Silbermond dem alchimischen Gold...

    ... und wird zum sterblichen Menschen.

Nachtrag

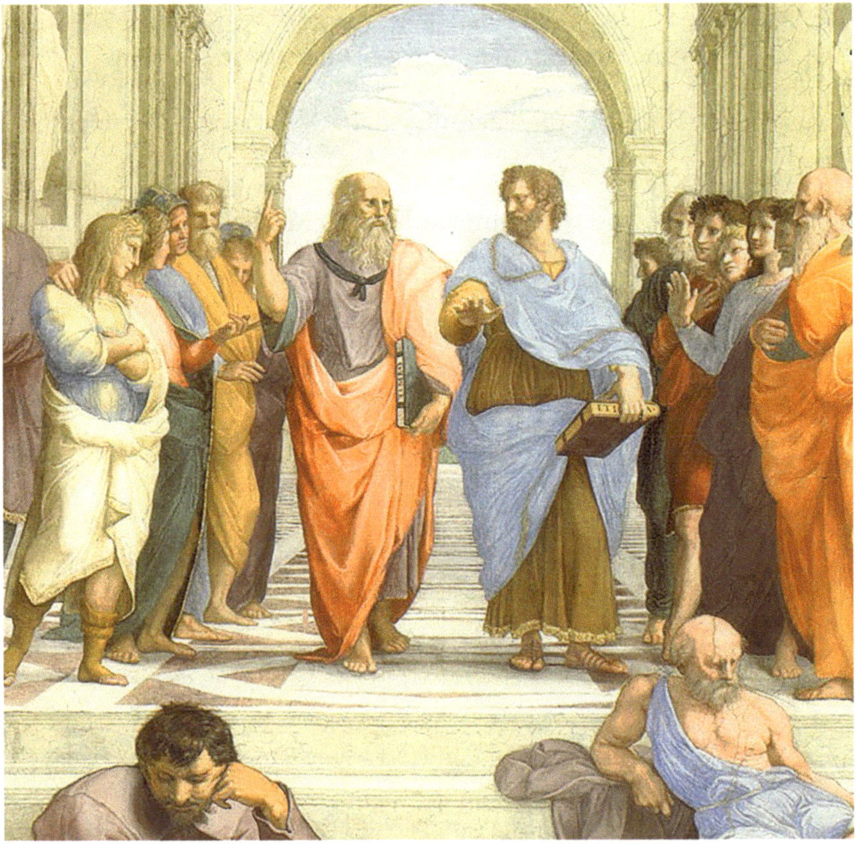

![School of Athens fresco detail]

Nicht nur ist alles Irdische auf ewig miteinander verkettet (ARISTOTELES), sondern auch das Irdische mit dem Göttlichen (PLATO).

Und dann gibt es noch einen, den interessiert das alles gar nicht, denn er führt gerade ein Gespräch. (SOKRATES)

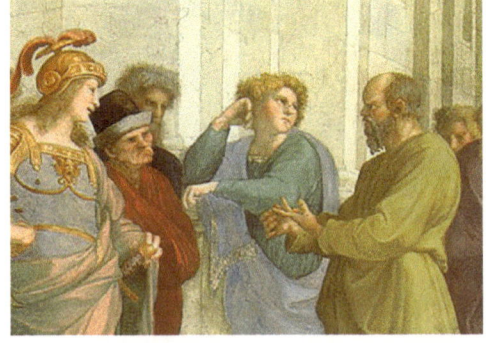

Danksagung

Bedanken möchte ich mich bei Karla Fischer, die ursprünglich die Idee hatte, dieses Thema homöopathisch zu betrachten. Ohne sie hätte es dieses Buch nicht gegeben.
Aber wie es so ist, haben wir nicht alle gleich viel Zeit zur Verfügung, sodass die Niederschrift schließlich durch mich allein erfolgte.
Ich verdanke aber Karla viele wertvolle Vorschläge und Anregungen sowie auch die Durchsicht des Geschriebenen.

Literatur

Ich weise darauf hin, dass es sich hier um ein essayistisch gehaltenes Büchlein handelt, nicht um ein wissenschaftliches Werk, sodass auch das Inhaltsverzeichnis wissenschaftlichen Ansprüchen nicht gerecht wird, sondern eher als Anregung zum Weiterlesen gedacht ist.

Alewyn, Richard: "Hofmannsthals Wandlung", Vittorio Klostermann, Frankfurt am Main 1948

Andersen, Hans-Christian: "Die kleine Meerjungfrau", Ideenbrücke Verlag, Braunschweig 2015

Barrie, James Matthew: "Peter Pan", Anaconda, München 2014

Bergengruen, Maximilian: "Mystik der Nerven. Hogo von Hofmannsthals literarische Epistemologie des 'Nicht-mehr-Ich'", in: Rombach Wissenschaften, Reihe Litterae, herausgegeben von Gerhard Neumann und Günter Schnitzler, Band 174, Rombach Verlag, Freiburg 2010

Baum, Lyman Frank: "Der Zauberer von Oz", Coppenrath, Münster 2021

Camus, Albert: "Der Mythos von Sisyphos. Ein Versuch über das Absurde", Rowohlt Taschenbuch Verlag, Hamburg 1959

Camus, Albert: „Die Pest", Rowohlt, Reinbek 1989

Carus, Carl Gustav: "Psyche. Zur Entwicklungsgeschichte der Seele", Wissenschaftliche Buchgesellschaft, Darmstadt 1964 (reprografischer Nachdruck der zweiten Auflage, Pforzheim 1860)

Castaneda, Carlos: "Die Lehren des Don Juan", in: "Eine andere Wirklichkeit (10 Bände), Fischer Taschenbuch Verlag, Frankfurt am Main 1973

Chamisso, Adelbert von: "Peter Schlemihls wundersame Geschichte", Westermann, Braunschweig 2020

Cioran, E.M.: "Vom Nachteil, geboren zu sein", Suhrkamp Taschenbuch, Frankfurt am Main 1979

Elendt, Dieter: „Die sogenannten Chronischen|Krankheiten. Homöopathische Miasmen als Entwicklungsphasen der Persönlichkeit", BoD, Norderstedt 2004
Dieses Buch wird im Text nicht zitiert, kann aber zum Verständnis des verwendeten Miasmenmodells beitragen.

Elendt, Dieter: „Der reizende Teufel. Eine (nicht nur) homöopathische Betrachtung von Goethes Faust", BoD, Norderstedt 2008

Eliade, Mircea: "Schmiede und Alchemisten. Mythos und Magie der Machbarkeit", Herder, Freiburg im Breisgau 1992

Eliot, T.S. (Übertragung Hans Magnus Enzensberger): "Die hohlen Männer" http://johannaschall.blogspot.com/2016/07/die-hohlen-manner-ts-eliot.html

Frobenius, Leo: "Der Kopf als Schicksal", Kurt Wolff Verlag, München 1924

Jean Gebser: "Ursprung und Gegenwart", in: Gesamtausgabe, Novalis Verlag, Schaffhausen 2003

Goethe, Johann Wolfgang: "Faust. Texte"
Herausgegeben von Albrecht Schöne", Deutscher Klassiker Verlag, Frankfurt am Main 1999

Hartmann, Eduard von: "Philosophie des Unbewussten. Zehnte erweiterte Auflage in drei Theilen", in: Eduard von Hartmann's Ausgewählte Werke. Zweite wohlfeile Ausgabe, Verlag von Wilhelm Friedrich, Leipzig (ohne Jahresangabe)

Hofmannsthal, Hugo von: „Die Frau ohne Schatten. Erzählung von Hugo von Hofmannsthal", Berlin 1919,
Hier verwendet: „Werke in zehn Bänden", Fischer Taschenbuch Verlag, Frankfurt am Main 1975

Hofmannsthal, Hugo von: "Ad me ipsum", in: Hugo von Hofmannsthal: „Gesammelte Werke in zehn Einzelbänden", Fischer Taschenbuch Verlag, Frankfurt am Main 1980

Huizinga, Johan: "Homo ludens. Vom Ursprung der Kultur im Spiel", rowohlts Enzyklopädie im Rowohlt Taschenbuch Verlag, Reinbek 2015

Julian Jaynes: "Der Ursprung des Bewusstseins", Rowohlt Taschenbuch Verlag, Reinbek 1993

Jung, Carl Gustav: "Psychologische Typen", in: C.G. Jung, Gesammelte Werke (Sonderausgabe), Walter, Solothurn und Düsseldorf 1995

Kerenyi, Karl: "Die Mythologie der Griechen, Band 1: Die Götter- und Menschheitsgeschichten", Deutscher Taschenbuch-Verlag, München 1997

Kierkegaard, Søren: "Die Krankheit zum Tode", Philpp Reclam jun., Stuttgart 1997

Wilfried Kuckartz: "Hugo von Hofmannsthal als Erzieher. Zum Problem von Dichtung und Pädagogik oder: Das Vorbild in Bildung und Erziehung, dargestellt am Beispiel von Hofmannsthals Märchen "Die Frau ohne Schatten" und dem Lustspiel "Der Schwierige" in tiefenpsychologisch-pädagogischer Deutung", Adolf Bonz GmbH, Fellbach-Oeffingen 1981

Laing, Ronald D.: "Das geteilte Selbst. Eine existenzielle Studie über geistige Gesundheit und Wahnsinn", Kiepenheuer & Witsch, Köln 1994

Laudse (Übersetzung Ernst Schwarz): "Daudedsching", Reclam, Leipzig 1985

Libet, Benjamin: "Do we have a free will?", Journal of Consciousness studies, 5 (1999), S.49

Master, Farokh: "Die Homöopathie der Schlangenmittel", Narayana, Kandern 2012

Mayer, Mathias: „Geschlossene Füße oder Galatheas Schritt ins Leben. Beobachtungen eines Pygmalion-Modells zwischen Homer und Beckett", in: Fues, Wolfram Malte / Mauser,Wolfram (Hrsg.): "Verbergendes Enthüllen. Zur Theorie und Kunst dichterischen Verkleidens, Festschrift für Martin Stern", Königshausen & Neumann, Würzburg 1995

Miehe, Donata: "Hugo von Hofmannsthals Tätigkeit als Herausgeber zwischen 1920 und 1929, Kritische und kommentierte Edition" (Diss.), Wuppertal 2010

Milton, John: "Das verlorene Paradies", Reclam, Stuttgart 1986

Neumann, Erich: "Ursprungsgeschichte des Bewußtseins", Fischer Taschenbuch Verlag, Frankfurt am Main 1995

Nietzsche, Friedrich: "Werke", Hanser, München, Wien 1981

Novalis: "Gesammelte Werke", Bertelsmann, Gütersloh 1967
Plato: Menon, Philipp Reclam Jun., Ditzingen 2021

Reiter, Leonhard (Hrsg).: "Symbole in Märchen, Mythen und Therapie", Thüngersheim 2011

Reucher, Theo: "Hugo von Hofmannsthals Erzählung: ‚Die Frau ohne Schatten' Eine Interpretation", Diss., Köln 1954

Schelling, F.W.J.: "Über das Wesen der menschlichen Freiheit", Reclam, Ditzingen 2021

Schiller, Inge: "Art und Bedeutung des Religiösen im Prosawerk Hugo von Hofmannsthals, unter besonderer Berücksichtigung der beiden Erzählungen 'Das Märchen der 672. Nacht' und 'Die Frau ohne Schatten'" (Diss.), Würzburg 1961

Schöne, Albrecht (Hrsg.): „Goethe, Johann Wolfgang: 'Faust', Band 1: Texte, Band 2: Kommentare", Deutscher Klassiker Verlag, Frankfurt am Main 1999

Spengler, Oswald: "Der Untergang des Abendlandes. Umrisse einer Morphologie der Weltgeschichte.", Beck, München 1963

Szabó, Lázló V.: "'... eine so gespannte Seele wie Nietzsche'
Zu Hugo von Hofmannsthals Nietzsche-Rezeption", Jahrbuch der ungarischen Germanistik, Debrecen 2006

Rolf Tarot: "Hugo von Hofmannsthal. Daseinsformen und dichterische Struktur", Max Niemeyer, Tübingen 1970

Walker, Barbara G.: "Das geheime Wissen der Frauen. Ein Lexikon", Deutscher Taschenbuch Verlag, München 1983

Wilber: "Das Atman-Projekt. Der Mensch in transpersonaler Sicht", Junfermann, Paderborn 1990

Verwendetes Repertorium: Synthesis, in den Versionen 9.1 und 10, mit den entsprechenden Computerprogrammen Radar und RadarOpus
Es wird darauf hingewiesen, dass das auf Seite 153 angegebene Symptom Nr. 11 nicht im Repertorium enthalten ist. Es handelt sich um einen Scherz von Anonymus.

Abbildungsverzeichnis

Umschlag: Montage D.A. Elendt, unter Verwendung von einem Motiv von Georgio Chirico (Hintergrund), den Kostümzeichnungen für die Uraufführung der Oper von 1919 von Alfred Roller (Kaiserin, Kaiser), dem Foto eines Falken von John O'Neill[89] und einem Foto von D.A. Elendt (Himmel, Ausblick). Alle Bestandteile wurden digital verändert.

Seite 7:
Schloss Neuschwanstein, Handkolorierte Fotografie, Urheber bzw. Urheberin unbekannt, um 1900. Der Falke[90] wurde von D.A. Elendt hineinkopiert. Digital verändert

Seite 18:
Ouroboros, aus einem alchimischen Manuskript, gemeinfrei

---

[89] Lizenz: CC BY-SA 3.0
https://upload.wikimedia.org/wikipedia/commons/3/39/Brown-Falcon%2C-Vic%2C-3.1.2008.jpg?uselang=de
[90] Urheber: Dion Art, Lizenz:CC BY-SA4.0
https://commons.wikimedia.org/wiki/File:Пустельга_на_охоте_в_Битце.jpg?uselang=de

Seite 18 unten:
Anthropologisches Museum von Jalapa, Mexico, Foto: D. Elendt

Seite 19:
Die Auffindung des Erichthonios durch die Töchter des Kekrops. Gemälde von Willem van Herp (um 1650), gemeinfrei

Seite 20:
Das orphische Ei / Das Weltenei, gemeinfrei

Seite 21:
Taiji, das Symbol für Yin und Yang, gemeinfrei

Seite 26:
Coatlixoe, die Schlangen-Todesmutter, Anthropologisches Museum Mexico City, Foto D.A. Elendt

Seite 35:
„Rabe", Foto und analoge Bearbeitung (Extremvergrößerung, Pseudosolarisation) D.A. Elendt

Seite 36:
Werwolf, Holzschnitt von Lucas Cranach, 1512, gemeinfrei

Seite 38:
Obere Reihe: Ägypten: Sphinx, Sechmet
Untere Reihe: Vogelmensch-Petroglyphe, Osterinsel, Viracocha, Peru
Fotos: D.A. Elendt

Seite 41:
König Artus und Morgana. Buchmalerei aus der *Suite de Merlin*, 14. Jahrhundert. gemeinfrei

Seite 42:
Kinderbuchillustration von Warwick Goble, 1920, gemeinfrei

Seite 70:
Makhan von einem Ifrit umarmt, Illustration zu Nizamis Gedicht „Hamsa", Buchara 1648, gemeinfrei

Seite 73:
Hugo van der Goes: „Der Sündenfall": Ein Flügel des Wiener Diptychons, 1477 (?), gemeinfrei

Seite 78:
Evelyn de Morgan: „Helena von Troja", 1898, gemeinfrei

Seite 109:
Miguel Cabrera: „Die Jungfrau der Apokalypse", 1760, gemeinfrei

Seiten 117-119:
Schreiten und Gehen mit geschlossenen Füßen, Bildbeispiele aus Ägypten (siehe Text), Fotos: D.A. Elendt

Seite 121:
Einzelbild aus dem Film „Fire walk with me" (oder „Twin Peaks – der Film"), 1992, Regie: David Lynch

Seiten 131-139
Alfred Roller: Kostümzeichnungen für die Uraufführung der Oper „Die Frau ohne Schatten", 1919 in Wien, gemeinfrei

Seite 142
Zwei Ausschnitte aus: Raffael: „Die Schule von Athen", gemeinfrei

Prinzipiell wird davon ausgegangen, dass die bloße Reproduktion eines zweidimensionalen Kunstwerkes kein neues Schutzrecht begründet.

Der Limerick. Beispiele einer textkritischen Analyse vom Blickwinkel der Jungianischen Homöopathie

Teil 10: Über die Bedeutung von nicht vorhandenen Symptomen oder: Was, wenn es nicht wehtut?

Von Anonymus

> *Es war einmal eine Fee*
> *Der tat ihre Präexistenz weh.*
> *Sie liebte den Gatten,*
> *doch fehlte der Schatten,*
> *dass er sie, wie sie wirklich ist, seh'*

Mal ehrlich: Die beiden hätten ewig so weitermachen können. Er geht tagsüber jagen, schläft nachts bei ihr und die Arbeit wird von anderen erledigt. Nun gut, für sie würde das etwas langweilig sein, aber sie könnte ja ihre Kalligrafie verbessern und lernen, wie man Teppiche knüpft und Rebhühner zubereitet. Oder etwas SPORT treiben. Mit anderen Worten, sich ein Hobby suchen.

Man kann den Rest des Tages im Garten des blauen Palastes liegen und bei dem ewig schönen Wetter der Südlichen Inseln den Falken beim Kreisen zusehen. Ungestört, nicht einmal die Hufe der Pferde wecken einen auf, denn die sind mit Lappen umwickelt.

So kann man gut leben, bis die Morlocks kommen. Aber die fressen einen gleich am Stück und das war's. Was für ein wunderbares Leben – und auch noch völlig ohne Schmerzen (außer etwas Muskelkater durch den SPORT)!

Aber nein, da muss dieser blöde Vogel kommen und einem die Nachricht bringen, dass in drei Tagen alles vorbei ist. Das tut weh.

Hat es wirklich vorher nicht wehgetan? Das ist die große Frage. Doch, es hat wehgetan, nur hat sie nichts davon gemerkt. Aber bitte: Was sind Schmerzen, von denen man nichts merkt?

Antwort 1: Die Formulierung ist absurd, denn Schmerz ist als etwas definiert, was man spürt.

Antwort 2: Es ist nicht absurd, sondern nur paradox. Und die Paradoxie besagt, dass die Schmerzen, die man nicht spürt, die schlimmsten sind, die man haben kann.

Sie lauern im Schatten (so wie Phosphorus meint, dass da schlimme Dinge in den dunklen Ecken sind). Aber halt: Die Fee hat ja nicht einmal einen Schatten! Da kann also auch nichts lauern.

Existenz macht Schmerzen. Das wissen wir alle. Präexistenz macht keine Schmerzen und deshalb sehnen wir uns alle ein wenig (oder auch mehr) dahin. Und diese Sehnsucht macht Schmerzen. Und wenn wir wieder zurückkönnten, würde es wehtun. Und wenn wir gar nicht erst rauskommen tut es weh (obwohl und gerade weil es nicht wehtut).

Kapiert Ihr, was ich meine? Ja? Ihr Glücklichen! Ich verstehe es nämlich nicht.

Und die Sache mit der Liebe erst ... Ja, sie liebt ihren Gatten. Jede Nacht. Ist das nicht wundervoll?

„Liebe – Ehemann; liebt ihren" heißt die Rubrik, die ein einziges Mittel enthält: Limenitis bredowii californica. Ein Schmetterling. Passt gut zu den hübschen kleinen Elfen oder den Engelchen, die sich auf der Nadelspitze tummeln.

> *Old Angel, young angel*
> *Feel all right*
> *In a warm San Francisco night.*

Nun bin ich weder Angelologe noch Dämonologe, aber dass die Engel Geistwesen sind, sollte man doch annehmen dürfen – also den Feen ähnliche Wesen.

> Old fairy, young fairy
> Feel all right
> In a warm San Francisco night.

Aber eigentlich ist für Eric Burdon und die Tiere auch das egal, denn in San Francisco fühlen sich alle gut, selbst die Cops sind auf der Straße der Liebe.

Alle können mitmachen, vorausgesetzt, sie flechten ein paar Blumen in ihr Haar. Ein großes Summer-Love-in (Scott McKenzie).

Selbst Erich Mielke hat in diesem Geist doch alle Menschen geliebt. Mein Hund liebt auch alle.

Engel, Feen, Blumen, Schmetterlinge[91]... Kann es noch hübscher sein?
Aber ist es so? Ist Liebe dieser große Einheitsbrei oder differenziert sie? Die Frage ist nicht eindeutig zu beantworten. Aber es ist wichtig, dass wir zunächst einmal differenzieren lernen, bevor wir zur Ausweitung schreiten (die von Kalifornien aus dann bis ins Kosmische gehen kann). So wie wir von der Präexistenz zunächst zur Ich-Betonung kommen und danach schließlich zur Ausweitung auf das Selbst.

Ich möchte auf der Grundlage dieser gegenüber dem Autor leicht veränderten Sichtweise eine Repertorisation der Informationen aus dem Limerick versuchen:

1	Gemüt - Angst - andere, um - geliebte Personen; um	4
2	Gemüt - Begreifen, Auffassungsvermögen - Herzen; begreift alles mit dem	1
3	Gemüt - Bestimmtheit	45
4	Gemüt - Furcht - geschehen; etwas werde - Grauenhaftes, Furchtbares werde geschehen; etwas	22
5	Gemüt - Gefühle, Emotionen, Gemütsbewegungen - spontan und natürlich	1
6	Gemüt - Gesellschaft - Verlangen nach	186
7	Gemüt - Langeweile	108

[91] Zu Schmetterlingen wäre einiges zu sagen, was ich hier nur andeuten kann. Zunächst beachte man einmal, wie sie heißen: französisch Papillon, englisch Butterfly, spanisch Mariposa, italienisch Farfalle, und deutsch: Schmätterling.
Dann wäre noch zu erwähnen, dass die entwicklungsgeschichtlich-miasmatische Zuordnung irgendwie anders ist. Es ist die Raupe, die beißt (und welche Mengen sie frisst!) und es ist der Schmetterling, der zum großen Teil nur noch trinkt, bis dahin, dass es Schmetterlinge gibt, die gar keine Organe zur Nahrungsaufnahme mehr haben, sondern nur noch für die Liebe leben. Der Herausgeber sollte sich einmal daran machen und einen miasmatischen Zyklus für Schmetterlinge entwerfen.

8	Gemüt - Liebe - Ehemann; liebt ihren	1
9	Gemüt - Zufrieden	77
10	Allgemeines - Freien; im - Verlangen nach Aufenthalt im Freien	170
11	Allgemeines – Schatten – wirft keinen Schatten	6
12	Allgemeines - Schmerzlosigkeit gewöhnlich schmerzhafter Beschwerden	27

	limen-b-c.	carc.	calc.	hydrog.	vanil.	podo.	sulph.	androc.	tritic-vg.	choc.
	8/8	7/7	6/8	6/7	6/6	5/9	5/9	5/7	5/7	5/5
1	-	-	-	-	1	-	-	-	2	-
2	1	-	-	-	-	-	-	-	-	-
3	1	1	-	1	1	3	1	1	1	1
4	-	1	2	-	-	-	-	-	-	-
5	1	-	-	-	-	-	-	-	-	-
6	1	1	2	1	1	3	1	1	2	1
7	-	1	1	2	-	1	1	1	-	1
8	1	-	-	-	-	-	-	-	-	-
9	1	1	-	1	1	1	-	2	1	1
10	1	1	1	1	1	1	3	2	1	1
11	1	1	1	1	1	-	-	-	-	-
12	-	-	1	-	-	-	3	-	-	-

Auch wenn das Mittel, das hier an der Spitze steht, vom Herausgeber/Autor nicht in Betracht gezogen wurde, wäre er doch mit dieser Repertorisation zufrieden, denn an der Spitze stehen lauter Mittel, die eine starke carcinosinische Ausrichtung haben.

Der kalifornische Schmetterling ist gewissermaßen für die Liebe im Sinne der ursprünglichen Verschmelzung zuständig. Nur durch diese Besonderheit wird die Liebe zum Ehemann überhaupt behandlungsbedürftig, denn eigentlich wäre hier die Liebe zu einem Du zu erwarten.

Und ja, wir können einen Menschen als den, der er wirklich ist, nur wahrnehmen, wenn wir den Schatten auch sehen können.

Ich würde also Limen-b-c wählen.

q.e.d.